DE
LA FOLIE
DES
GRANDEURS

PAR

LE Dr J. CORNILLON
Médecin Consultant à Vichy.

Ex-Interne des Hôpitaux de Paris
Lauréat de l'Académie de Médecine et de la Société de Chirurgie
Membre correspondant de la Société Anatomique, etc.

VICHY
C. BOUGAREL, IMPRIMEUR, RUE-LUCAS
1874

DE LA FOLIE

DES

GRANDEURS

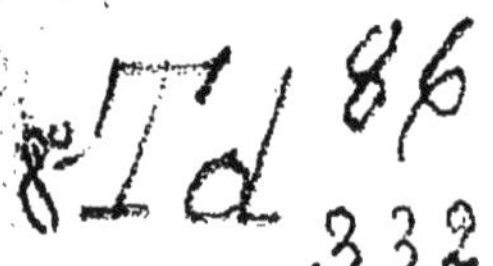

OUVRAGES DU MÊME AUTEUR

1° Des Accidents des Plaies pendant la grossesse et l'état puerpéral, *thèse pour le doctorat* — 1872.

2° De la Contracture Urèthrale dans les Rétrécissements Péniens. — 1873.

DE

LA FOLIE

DES

GRANDEURS

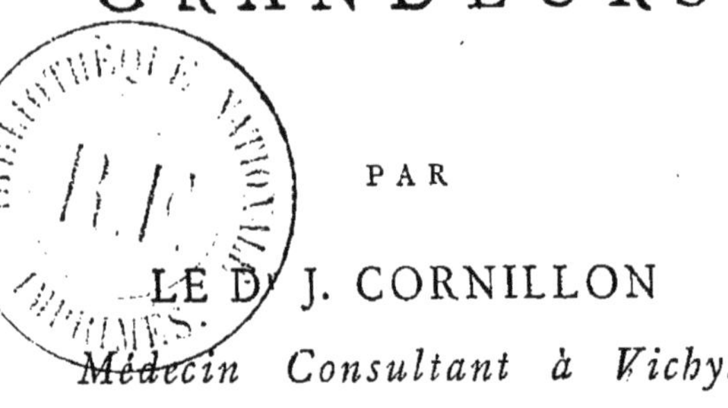

PAR

LE Dr J. CORNILLON

Médecin Consultant à Vichy.

Ex-Interne des Hôpitaux de Paris

Lauréat de l'Académie de Médecine et de la Société de Chirurgie

Membre correspondant de la Société Anatomique, etc.

VICHY

C. BOUGAREL, IMPRIMEUR, RUE LUCAS

1874

A MONSIEUR LE DOCTEUR VOISIN

Médecin de la Salpêtrière.

(SECTION DES ALIÉNÉES)

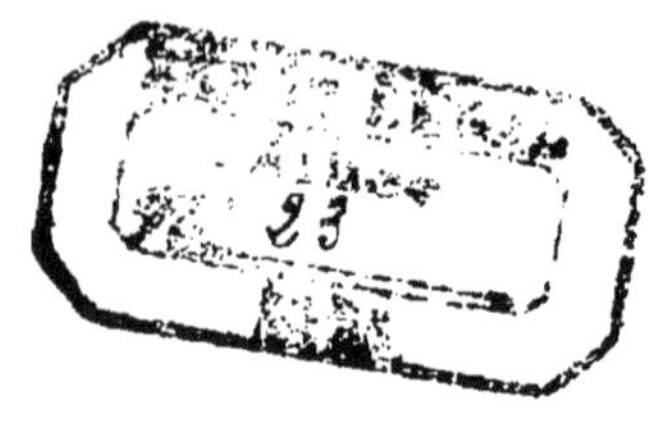

DE LA FOLIE

DES

GRANDEURS

Le délire des grandeurs se rencontre dans une foule d'affections mentales différentes, ne se rapprochant entre elles que par ce seul phénomène pathologique. En tant que symptôme, il ne réclame pas une description bien détaillée ; mais, lorsqu'à lui seul il constitue toute la maladie, son étude doit être distincte, bien que, dans ce dernier cas, nos connaissances soient fort restreintes, la lésion qui amène cette bizarre monomanie étant encore inconnue. De nouvelles recherches anatomiques sont donc nécessaires avant qu'on puisse essayer à combattre avec succès cette affection dont la fréquence devient chaque jour plus grande.

Avant de décrire les diverses formes d'aliénation mentale s'accompagnant d'idées d'orgueil, il est de notre devoir de rappeler, en peu de mots, les importants travaux qui ont été publiés sur ce sujet, et qui ont servi à élucider les points obscurs de cette partie de la pathologie cérébrale.

C'est HASLAM le premier qui constata nettement du délire ambitieux chez des fous devenant plus tard paralytiques généraux, et succombant dans le marasme, ou à la suite d'attaques apoplectiques (*Traité de la folie et de la mélancolie.* — Londres 1798). C'était un premier pas vers la vérité.

Il était réservé à BAYLE de compléter non seulement la description du phénomène morbide, qu'HASLAM avait entrevu, qu'ESQUIROL avait déjà étudié dès 1805, mais encore d'établir, par une série considérable d'observations classées avec méthode, les connexions du délire des grandeurs et de la paralysie générale. Pour cet auteur recommandable, les idées d'ambition sont la première période, le prélude de la méningite chronique qu'elles accompagnent pendant toute son évolution. Elles changent de caractère, mais non de nature, suivant les époques de la maladie; au début, le délire est empreint d'exaltation, plus tard il devient calme.

Certes, BAYLE a fait preuve d'un grand talent d'observation en signalant cette différence ; il est cependant regrettable qu'il n'ait pas vu que l'hypocondrie et la mélancolie peuvent quelquefois accompagner la démence paralytique, en un mot, que le délire des grandeurs n'est pas spécial à cette dernière maladie, et qu'enfin il peut exister sans elle.

Malgré les imperfections de son traité des maladies mentales, on ne peut nier qu'il fit progresser considérablement la science sur le point qui nous occupe.

Plus tard, ESQUIROL (1838) montra que les idées de grandeurs n'amènent point toujours à leur suite la paralysie générale, que des individus peuvent vivre très-longtemps avec du délire ambitieux, sans pour cela tomber dans le marasme. C'était une nouvelle affection découverte ; elle fut rangée dans la classe des monomanies intellectuelles, et désignée sous le nom de monomanie d'orgueil. BAYLE était donc tombé dans l'exagération en considérant le délire des grandeurs comme un signe constant, presque pathognomonique de la méningo-encéphalite chronique.

Depuis l'époque où l'ouvrage d'ESQUIROL fut publié, les médecins n'ont cessé d'étudier ce singulier phénomène sous tous les aspects qu'il revêt, tant comme maladie propre que comme symptôme.

M. BROC, dans sa thèse inaugurale (1863), a démontré, par des faits saillants, la différence existant entre le délire des grandeurs des paralytiques généraux et la mégalomanie proprement dite. Chemin faisant, nous ferons de nombreux emprunts à cet excellent travail.

En 1864, paraissait un mémoire de M. A. VOISIN, sur l'état mental dans l'alcoolisme aigu et chronique, où il est rapporté plusieurs observations de délire ambitieux chez des dipsomanes non paralytiques généraux. Quelque temps après, deux cas du même genre furent annoncés par MARCÉ, et permirent aux cliniciens de conclure à l'existence d'une nouvelle variété de délire ambitieux essentiel.

Deux ans plus tard, M. BAILLARGER communiqua à la Société médico-psychologique un travail sérieux, où il attira l'attention des médecins sur certaines formes de folies ambitieuses qu'il appelle congestives, et sur leurs relations avec la paralysie générale. Nous regrettons que cet auteur ait omis, dans sa classification, la folie ambitieuse se développant chez quelques épileptiques non atteints de méningo-encephalite chronique. Quoique assez rare, cette complication a néanmoins été parfaitement reconnue et différenciée par M. A. VOISIN, dans deux cas puisés à l'hospice de Bicêtre. Nous possédons, en outre, quatre observations recueillies dans le service de M. J. FABREL, qui ne peuvent laisser aucun doute à cet égard.

Si nous joignons à cette longue énumération la manie ambitieuse, nous aurons le tableau à peu près complet de toutes les nuances de folies de grandeurs.

Nous diviserons ainsi notre sujet :

1° Mégalomanie ;

2° Manie ambitieuse ;

3° Folie ambitieuse avec paralysie générale ;

4° Folie ambitieuse des alcooliques ;

5° Folie ambitieuse des épileptiques.

I

MÉGALOMANIE

Cette forme d'aliénation mentale a été rangée à juste titre dans la classe des monomanies. ESQUIROL l'appelait délire vaniteux ; on la connaît aussi sous le nom de manomanie ambitieuse à laquelle DAGONET a substitué le terme plus exact de mégalomanie. RENAUDIN a fait, en effet, remarquer que l'homme se disant empereur, Dieu, possède la puissance et ne la convoite pas. Dans toutes les observations que nous avons rassemblées sur ce point, nous avons constaté la justesse de l'opinion de RENAUDIN, aussi nous l'adoptons.

Avec M. BROC, nous définissons ainsi la mégalomanie : *Une maladie dont la passion unique est le sentiment exagéré de la personnalité.*

Craignant de ne pas être bien compris, nous nous expliquons.

Le fou qui se croit grand seigneur peut disposer de tout, il est maître absolu, chacun doit obéir à ses ordres ; il ne veut partager son pouvoir avec personne ; il garde ses richesses pour lui seul, sous aucun prétexte il ne veut en abandonner la plus petite parcelle ; peu lui importe que l'on souffre à côté de lui, il est insensible aux prières, aux instances ; les misérables qui l'entourent s'estimeraient trop heureux de recevoir un don de ses mains, de converser avec lui. C'est, en un mot, le type de l'égoïste.

Le malheureux paralytique général, au contraire, qui, lui aussi, est prince, millionnaire, veut prodiguer ses biens, sa fortune, les honneurs qu'il possède à tous ceux qui l'entourent ; il est généreux, prodigue même ; sa grandeur d'âme égale sa puissance.

Ces caractères sont tellement tranchés qu'il est presque impossible de s'y méprendre. Il est encore plusieurs autres différences dans les deux variétés de délire. Nous les signalerons lorsque nous serons arrivé au diagnostic.

Symptomatologie — Début

Il est souvent difficile de constater l'origine précise du délire des mégalomaniaques, car, habituellement, ces aliénés, croyant avoir la plénitude de leurs facultés intellectuelles, ne veulent donner au médecin le moindre renseignement sur l'époque exacte où ont apparu leurs conceptions imaginaires ; d'un autre côté, les personnes qui les entourent ne s'aperçoivent de leur folie qu'au moment où ils commettent des actes extravagants.

Enfin, dans certains cas, le délire d'orgueil succède à d'autres affections mentales, telles que la lypémanie, l'hypocondrie, de sorte qu'il est difficile de saisir la transition, n'ayant point, chaque jour, l'occasion d'observer minutieusement les malades, et aucun phénomène extraordinaire ne venant attirer l'attention des employés.

Esquirol a rapproché l'histoire de fous qui, d'abord hypocondriaques et mélancoliques, sont devenus mégalomanes. Cette opinion a été adoptée par M. Broc. Sans la rejeter *à priori*, nous croyons que ces faits sont loins d'être fréquents. Il est probable qu'Esquirol avait affaire, dans ces cas, à des individus tombant dans la paralysie générale.

Caractères extérieurs

L'habitus du mégalomaniaque est frappant, dit Esquirol (pages 332, 333). Sa physionomie est animée, mobile, riante ; ses yeux sont vifs, brillants ; il est gai, pétulant, téméraire, audacieux, bavard, bruyant, prétentieux, prompt à s'irriter.

Cette description hardie n'est point absolument exacte, comme nous le verrons, elle s'applique plutôt au dément paralytique.

Le mégalomane n'est point excité comme le maniaque ; il n'est pas lent, endormi, comme le dément ; il n'est pas triste comme le mélancolique ou l'hypochondriaque ; il n'est pas réjoui, content, comme le paralysé général. Ses traits sont en pleine harmonie, son visage ne se colore, ses yeux n'étincellent que quand on l'irrite par des dénégations à ses jugements (1).

Son attitude est majestueuse, d'une susceptibilité sans égale, il est offusqué de la moindre plaisanterie faite sur son compte. Sa démarche est fière, hautaine ; il avance lentement ; ses pas sont cadencés, mesurés. Sa tenue est généralement excellente, affectée même. Il s'habille proprement, avec une certaine recherche ; son orgueil se manifeste tout aussi bien dans son costume que dans ses propos. Tandis que le maniaque s'affuble de n'importe quel objet tombant sous sa main, que le mélancolique est débraillé, que le dément est sale, remplissant ses poches de cailloux, de chiffons, le monomaniaque vaniteux veut être à la hauteur de la dignité qu'il occupe, et se distinguer des autres.

Une aliénée du service de M. A. VOISIN (à la Salpétrière), qui se croit impératrice, se promène dans la division avec une mise vraiment remarquable. Le peu de cheveux qui lui restent sont toujours arrangés avec soin et recouverts d'un bonnet monté. Elle porte autour de son cou une quantité de rubans, sur sa poitrine une rose artificielle simulant une décoration de la Légion d'honneur. Cette femme est inabordable, elle se sauve à notre approche, et quand, par hasard,

(1) *Broc loco citato*, page 19.

on la surprend rêvant dans un coin de la cour, elle nous menace de sa puissance et ordonne qu'on nous emmène.

Dans le service de M. BAILLARGER, nous avons vu et observé la femme P....., dont je rapporte plus loin l'histoire, autant qu'il m'a été possible de la recueillir. Elle se dit duchesse de Lorraine. Sa mise n'est point extravagante, quoique recherchée. Dernièrement, elle nous a montré une couronne qu'elle avait faite très-habilement, du reste, avec des rubans de couleur variée, de temps en temps elle la place sur sa tête.

Fier de ses titres, de son pouvoir, le mégalomaniaque n'adresse la parole aux gens de service que dans de rares circonstances, jamais aux autres malades. Il mange vite, afin d'avoir à supporter moins longtemps leur voisinage.

On est très-disposé à croire que le monomane orgueilleux doit fatalement rester oisif; il n'en est rien. Certains travaillent avec beaucoup de goût et d'ardeur, prétextant que c'est pour abréger leur ennui. D'autres, par contre, sont tellement riches, qu'ils n'ont pas besoin de se livrer à la moindre occupation pour pourvoir à leur entretien.

Caractères psychiques

En voyant l'empressement avec lequel le mégalomane écrit à ses parents, à ses amis, on pourrait supposer que son affection pour eux est sans borne, il n'en est rien ; s'il désire leur visite, leur présence, c'est dans un but tout à fait personnel : il proteste devant eux de sa séquestration injuste et illégale, cherche à savoir les motifs pour lesquels il est incarcéré ; enfin, il leur parle de sa puissance, de ses richesses, promet de se venger des outrages que ses prétendus oppresseurs lui ont prodigués.

Généralement mécontent de tout, des personnes comme des choses, il n'est pas d'aliéné plus difficile à interroger que le mégalomaniaque, se regardant comme maître absolu, nul n'est assez grand pour lui adresser une question ; aussi, faut-il beaucoup de prévenance et de savoir faire pour obtenir de lui les plus petits détails. Il est rare qu'en public il fasse des aveux complets, il dissimule avec habileté.

On peut interroger le mégalomaniaque sur tous les sujets étrangers à son délire, sans qu'on découvre dans son langage la moindre incohérence.

A-t-il vécu dans un milieu élevé, il causera de science, d'histoire, de philosophie, etc..., il discutera de la valeur des hommes politiques avec justesse, appréciera les savants, les érudits. En résumé, son jugement et son raisonnement ne sont pas altérés sur une foule de points. La mémoire, ce précieux adjuvant de l'intelligence, est normale ; il se rappelle toutes les plus minimes circonstances de sa vie, les malheurs qu'il a éprouvés, les commotions violentes qui sont survenues dans les Etats, les guerres qui ont été faites ; de cette sorte, il compare avec sûreté et tire des conséquences sensées. Rien n'est changé de ce côté.

Les réponses qu'il fait à vos demandes sont calculées, fines, délicates, souvent mordantes ; et, lorsqu'après de nombreux détours, il est amené à parler de ses conceptions erronées, il débite son histoire sans changer d'attitude, de maintien ; il ne s'enflamme pas, épuise tous les moyens oratoires pour convaincre son interlocuteur.

Vient-on à faire quelques réflexions sur ce qu'il vient de dire, à donner un léger démenti à ses assertions, aussitôt son visage se colore, ses yeux deviennent vifs, il s'irrite, s'emporte. On a beau lui démontrer que ses titres sont purement imaginaires, que ses richesses sont un songe, son pouvoir un rêve, rien ne peut le persuader.

Les hallucinations et les illusions sont-elles fréquentes chez le mégalomane ? Nous répondrons par l'affirmative.

D'après Dagonet, celles de la vue sont plus rares que celles de l'ouïe. Elles ont lieu aussi bien, et même plus souvent, la nuit que le jour.

Une folle de la Salpétrière (service A. Voisin) qui a, prétend-elle, plusieurs millions de fortune, m'a raconté un jour avoir entendu, pendant la nuit, des voleurs qui pillaient ses propriétés ;

une autre fois, elle vit, *également pendant la nuit*, des enfants qui jouaient autour de son château.

La nommée Gal..., qui se dit sainte, papesse, voulant fonder des établissements de bienfaisance, entend, nuit et jour, des voix évangéliques, lui annonçant qu'elle est la fille de Dieu, qu'elle est envoyée sur la terre pour régénérer le monde, établir la concorde parmi les hommes.

Ce sont ces hallucinations ayant trait à l'objet de leur délire qui entretiennent le mal. Nous y reviendrons.

Passons maintenant aux illusions. De beaucoup plus communes que les précédentes, elles obsèdent les malheureux toute la journée. M. Broc, dans sa thèse inaugurale, en a rapporté deux cas curieux :

Le nommé C..... (sujet de l'observation III), conduit à l'asile par des agents de l'autorité se persuadait avoir une escorte d'honneur.

Le nommé B..... (observation VI), chargé momentanément d'une surveillance dans les ateliers, croit être fonctionnaire de l'asile, et veut prêter serment.

J'ai, à cet égard, un fait assez remarquable ; il est relatif à la nommée Tourn..., qui se dit fille de l'empereur Napoléon Ier et de Joséphine Beauharnais, tout lui appartient dans sa section, elle arrange les jardins, arrose les plantes, prétendant que c'est la propriété de son père. Dans la même division, il est une autre aliénée, nommée Duth...., qui se croit employée du service parce qu'elle a remplacé quelquefois des infirmières.

Illusions comme hallucinations, toutes ont également trait à la personnalité, à l'orgueil des malades.

La marche du délire est lente, progressive, sans rémission. Au début, les idées fausses sont un peu incohérentes ; petit à petit, elles forment un tout compact, un faisceau, en un mot, le mal se systématise.

Il est rare que le mégalomane ne commette aucune extravagance : sous certaines influences atmosphériques, hygiéniques, il s'emporte, crie contre les employés préposés à sa garde, les menace, puis, au bout de quelque temps, se calme (Broc).

On ne saurait fixer qu'approximativement la durée de cette affection ; on voit dans les asiles spéciaux un certain nombre de mégalomanes qui sont enfermés depuis dix, quinze, vingt ans même, sans amélioration ni aggravation dans leur état.

La guérison est considérée par la généralité des médecins comme presque irréalisable. Dagonet cite cependant un cas où elle a été obtenue. Nonobstant ce fait, elle est extrêmement rare.

Lorsque le mal se perpétue, ce qui est le plus commun, il peut survenir trois choses :

1° Le délire se complique ; 2° Le malade tombe

dans la démence simple; 3° Il devient paralytique général.

a. Quand une série d'idées fausses ont élu domicile depuis longtemps chez un individu, il est difficile de les voir changer de caractère ; le délire peut s'accompagner d'un autre délire, et voilà tout.

On voit, en effet, sur l'affection primitive, s'enter des idées de persécution dans un grand nombre de cas. On peut même dire que presque toujours les monomaniaques ambitieux se plaignent des vols qu'on leur a faits, de châtiments qu'ils ont subis, etc.....

b. Au bout de plusieurs années, le mégalomane tombe dans la démence, qui est la fin de toutes les espèces de folies aiguës, partielles ou générales. Nous allons y revenir dans le chapitre suivant.

c. Comme toutes les autres névroses, la mégalomanie peut avoir pour terme ultime la paralysie générale. Nous ne croyons pas que, dans ces cas, on puisse la considérer comme la première période de cette affection.

D'après ce que nous venons d'établir, il est inutile d'insister sur le pronostic de cette monomanie ; il est grave, non pas pour la santé des malheureux aliénés, mais pour leur intelligence qui, peu à peu, se détériore et finit par s'altérer complétement.

Avant de continuer la description de cette folie, nous allons rapporter l'observation suivante :

I. — P....., modiste, née au comté de Galles (Angleterre), entre le 25 août 1868 dans le service de M. A. VOISIN (Salpétrière) ; ses antécédents nous sont inconnus.

Etat actuel. — Cette femme est grande, bien constituée, d'un tempérament pléthorique, elle porte une longue chevelure brune, très-épaisse, et parfaitement soignée; sa physionomie est dédaigneuse, fière; son sourire est moqueur, son attitude majestueuse, sa démarche altière, ses pas sont pour ainsi dire comptés. D'une tenue extrêmement convenable, son costume forme un contraste frappant avec celui de ses compagnes. Néanmoins, elle ne porte pas sur son manteau de décoration ou signe distinctif quelconque.

Souvent, on la trouve assise sur une chaise, faisant de la charpie, ou bien elle se promène seule dans la cour. Rarement elle adresse la parole aux employés, ne les injurie pas, ne se plaint d'eux en aucune façon, quoiqu'elles l'aient tenue aux cellules plusieurs jours. Toute sa colère et toute sa haine sont concentrées sur le médecin, parce qu'il l'a envoyée à la douche (elle s'est même livrée à des voies de fait sur lui). Elle n'est pas loquace, et répond séchement aux questions qu'on lui adresse.

Voici le résumé d'un entretien que j'ai eu avec cette femme :

Modiste de son état, elle a abandonné cette profession il y a quatre ans, à la suite d'un héritage considérable qui lui est survenu. Depuis cette époque, elle vit de ses rentes, a un hôtel à Paris, un second à Bagnères ; elle est grand cordon de la Légion d'honneur ; douze millions lui appartenant sont déposés chez l'empereur, avec qui elle a eu des discussions très-vives au sujet de cette somme. Elle proteste très-énergiquement contre sa séquestration, ne veut pas demeurer avec des folles qui l'étourdissent par leurs cris, elle sortira de l'asile par la seule force des choses ; elle a un frère qui est inspecteur de l'Université, ne veut pas lui écrire de venir la voir, de peur qu'il soit assassiné ici. Son père était médecin, et lui disait souvent que les douches lui étaient funestes. Si elle travaille, ce n'est pas pour être rétribuée, mais pour dissiper ses ennuis. Elle trouve la nourriture bonne.

La mémoire de cette aliénée est excellente, elle se souvient de son arrivée à Paris, me raconte les peripéties de la révolution de 1830, l'apprécie sainement, se rappelle exactement son entrée à Sainte-Anne et à la Salpétrière, sait que nous sommes en 1868.

Sa parole est brève, bien accentuée, ses lèvres ne tremblent pas quand elle articule un son. La langue tirée hors de la bouche n'est point animée de frémissement vermiculaire, les pupilles sont égales, contractiles, point de mouvements irréguliers dans les mains, les bras étant étendus horizontalement. Dort bien la nuit.

La mégalomanie ne peut se confondre qu'avec

la manie ambitieuse et la paralysie générale accompagnée de délire orgueilleux; nous parlerons du diagnostic lorsque nous aurons décrit ces dernières maladies.

Etiologie

Parmi les causes prédisposantes de cette névrose, M. Broc signale, en première ligne, les influences héréditaires qu'il a observées deux fois chez trois aliénés dont il raconte l'histoire. Nous avons été moins heureux que lui, chez trois femmes dont nous avons pu recueillir les antécédents, une seule d'entre elles compte une folle parmi ses ascendants, c'est sa mère. La seconde est devenue monomaniaque à la suite de pertes pécuniaires, de chagrins ; la dernière, à la suite du choléra.

Nous devons ajouter toutefois que les unes et les autres avaient antérieurement à leur affection un caractère orgueilleux, ambitieux, dont le délire n'a été que l'exagération. Voici leur histoire résumée :

II. — Duth..., 56 ans, entra à la Salpétriére (section des aliénées) le 14 mai 1840. — Renseignements fournis par son mari : native de Paris, elle a épousé, en 1834, le nommé C....., tailleur, sans être parente avec lui ; a eu un fils qui est actuellement bien portant, il a 30 ans.

La mère de notre malade a toujours été très-*extravagante,* elle s'est séparée judiciairement de son mari. A la suite d'actes répréhensibles commis par cette dernière à la Salpêtrière, en présence de sa fille, elle fut arrêtée comme *aliénée* et conduite à la préfecture. On ne sait ce qu'elle est devenue.

Duth..... travaillait à la couture, s'occupait soigneusement de son ménage, toujours très-affectueuse pour son mari, parfois cependant elle l'injuriait sans motif. D'un caractère très-ambitieux, elle voulait acheter une mercerie, louer des appartements grandioses, quoiqu'elle n'eût pas l'instruction ni l'intelligence nécessaires pour mener à bonne fin les entreprises qu'elle voulait faire.

Le délire est survenu sans motif appréciable.

Etat actuel. — Physionomie un peu hébêtée, regard sans expression ; attitude, démarche non majestueuses, tenue non affectée ; ses vêtements sont généralement sales, sans pour cela être déchirés. Elle travaille continuellement dans le service, est employée fréquemment comme infirmière, s'acquitte assez bien de ses fonctions ; tel est l'ensemble des caractères extérieurs que nous a offerts cette aliénée.

Elle prétend avoir été employée comme femme de ménage à la caisse d'épargne de Sceaux, où elle a gagné beaucoup d'argent, a des sacs de billets de banque en sa possession, des pièces d'or, qu'elle a ramassées. Ces affirmations sont émises sans vivacité : si on la contredit, elle ne s'irrite pas ; peu loquace, elle répond lentement aux questions qu'on lui pose.

Elle ne se plaint aucunement du régime de l'asile, se regarde comme employée du service. Quoique d'une intelligence médiocre, elle sait cependant compter, lire et écrire. Sa mémoire fait défaut sur beaucoup de points ; elle se rappelle néanmoins les principaux faits de son existence.

Sa parole n'est point bégayée, ses lèvres ne sont pas frémissantes quand elle prononce un mot ; ses pupilles sont égales, contractiles.

Sa démarche est certaine, elle va et vient pendant toute la journée.

III. — Par..., âgée de 63 ans, entra le 29 juillet 1863 dans le service de M. BAILLARGER (Salpêtrière), où déjà elle avait été traitée en 1862, pour persécutions imaginaires, hallucinations de l'ouïe.

D'après les renseignements qui nous ont été donnés par sa petite fille, il résulte que rien, dans ses ascendants, ne peut autoriser à croire à l'hérédité chez elle. Son père a vécu jusqu'à un âge fort avancé, sa santé ayant toujours été excellente ; sa mère est morte jeune, à la suite d'un accident. Son beau-père a été instituteur en Lorraine.

P..... a toujours été d'un caractère *très-orgueilleux*, *très-ambitieux*, avec un peu d'exaltation. Mariée à un charpentier, elle en eut quatorze enfants, deux seuls sont vivants, les autres sont morts jeunes. Ses couches ont été heureuses, sa santé n'en a nullement souffert.

Elle eut beaucoup de peine à élever sa famille, son père ayant dissipé promptement la fortune qu'il possédait, et son mari, adonné à la boisson, ne gagnant pas d'argent.

Tous ces chagrins ajoutés à celui qu'elle éprouva en voyant partir sa fille aînée pour les îles Marquises, dérangèrent ses facultés intellectuelles. Elle commença aussitôt à parler de titres, de richesses, insultait sa fille, entendait des voix pendant la nuit.

Deux mois après, elle était amenée à l'hospice.

Etat actuel (mai 1868). — Cette femme est d'un abord difficile, il faut beaucoup de prévenance pour l'interroger; se disant duchesse de Lorraine, il n'est pas donné à tout le monde de lui adresser la parole.

Son mari, dit-elle, descend des ducs de Lorraine, elle a en sa possession des titres qui le prouvent suffisamment ; elle ouvre alors un sac en cuir où sont enfouis des papiers de toute sorte qu'elle ne veut faire voir, et dans lesquels se trouvent les armes de sa famille. Elle a une couronne de diamants qui est placée à l'église Saint-Ferdinand, au pied de la croix, et entourée de cierges.

Fréquemment, la nuit, elle entend des concerts délicieux, quelquefois des plaintes, des cris, elle a vu Dieu fort souvent, lui a parlé.

Un peu loquace, elle converse sensément sur tous les points étrangers à son délire ; son langage est mordant, railleur ; elle s'emporte facilement, surtout quand on met en doute ses titres.

Sa mémoire est excellente, elle se souvient parfaitement avoir déjà été traitée à la Salpétrière en 1862, comme folle, mais ajoute qu'étant guérie maintenant, elle veut sortir; sa parole est nette, non hésitante, pas de frémissement labial quand elle dit un mot; la langue tirée hors de la bouche ne tremble pas : pupilles égales, contractiles.

Si quelqu'un de sa famille vient la voir, elle lui parle constamment de ses titres, de sa fortune, veut que l'on fasse des réclamations, qu'on la mette en liberté.

La physionomie de cette femme est fière, son maintien, son attitude altiers ; sa tenue est bonne, affectée même, elle a sur la tête un chapeau très-propre.

Ses rapports avec les employées sont excellents, se plaint que les autres malades se moquent d'elle, mange très-vite pour ne pas supporter trop longtemps leur contact.

Elle travaille toute la journée à la couture, a tressé avec des rubans de diverse couleur une couronne qu'elle garde avec soin.

Il est facile de comprendre l'origine, la formation du délire mégalomaniaque ; l'homme qui est à la recherche d'un titre, d'une fortune, s'abandonne chaque jour à des méditations orgueilleuses, il prend pour ainsi dire plaisir à supputer les propriétés qu'il possédera, à calculer la puissance dont il disposera. Si ces conceptions ne s'appuient sur aucun fondement valable, elles n'amèneront des désordres qu'à la longue, et souvent même le raisonnement et le jugement aidant, elles seront délaissées.

Il n'en est pas de même de celles qui ont un point de départ plausible. Les personnes racontent à leurs amis, connaissances, leurs possessions ; en expliquent l'origine, entrent pour cela dans de longs détails, et finissent parfois par les convaincre.

Il me paraît hors de doute que le délire de grandeurs essentiel survient quelquefois chez des individus vaniteux, dont les parents ont joué un certain rôle politique, qu'ils interprètent mal et qu'ils grandissent outre mesure.

ESQUIROL rapporte (page 338, *Traité des maladies mentales*) une observation on ne peut plus concluante ; il s'agit d'un monsieur qui se croit *Dauphin de France.* Cette conviction lui vient de ce que son père était attaché aux Tuileries. Il en est de même de la femme T....., qui se dit fille de Napoléon, parce qu'elle s'appelle *Marie-Louise.*

IV. — T..... Marie-Louise, âgé de 48 ans, passementière, native d'Auxerre, est à la section des aliénés (Salpétrière) depuis seize années environ.

Renseignements de son mari : est venu à Paris à l'âge dc 9 ans ; mariée à 20 ans, elle a eu trois enfants, dont deux sont morts de convulsions, le troisième du choléra ; sa mère vit encore, elle est bien portante. Elle a eu elle-même le choléra le 5 juin 1849 ; c'est à la suite de cette maladie infectieuse qu'elle a eu des visions nocturnes, qu'elle a entendu des cris, qu'elle a prétendu descendre de Napoléon Ier.

Quoique affectueuse et bonne, elle était très-orgueilleuse, ne cessait de répéter à son mari *qu'elle portait le même nom que la seconde épouse de Napoléon Ier*, et en était fière.

Etat actuel. — Sa taille est petite, ses dents mal implantées, son cou est large, court, le corps thyroïde est développé, sa physionomie est un peu hébêtée, n'a jamais joui, du reste, d'une grande intelligence, elle sait cependant lire, écrire et compter.

Elle se dit fille de Napoléon Ier et de Joséphine Beauharnais ; il n'existe point de roi de Rome. Elle a vu son père bien souvent chez la surveillante, il lui a donné beaucoup de robes, de bijoux, de diamants. *Une nuit, elle s'est vu un diadème sur la tête ;* puis, elle reprend : Papa change de nom, il est Dieu tout puissant ; toute la terre est à lui, il s'appelle Lamartine ; s'irrite quand on la contredit.

La mémoire de cette malade est bonne, elle se souvient assez exactement des actes passés, ne se contredit pas, aucun tremblement de la parole, des lèvres, de la langue.

T..... travaille peu et sans goût, s'emporte

quand on lui fait des observations sur son ouvrage.

Son costume est sale, balaie les cours, prétend que les jardins dont elles sont ornées appartiennent à son père ; ne se plaint pas des employés, dort et mange avec appétit.

Si nous avons rapporté ici cette observation, c'est uniquement pour montrer qu'un nom imposant peut quelquefois donner lieu à du délire orgueilleux ; sa place serait mieux choisie dans le chapitre suivant.

Doués d'un raisonnement et d'un jugement sains sur beaucoup de points, ces êtres ambitieux persuadent certaines gens et se convainquent eux-mêmes de la réalité de leurs titres. C'est alors qu'apparaissent les hallucinations ; elles ont lieu généralement pendant la nuit, et ont trait à des idées grandioses, gigantesques. L'intelligence reçoit une forte atteinte de ces troubles divers, cependant, comme elle est dans toute sa vigueur, elle réagit victorieusement. Chaque jour, il faut recommencer la lutte, et fatalement il arrive un moment où il faut subir le joug que l'on s'est imposé.

C'est alors que les illusions commencent, le malheureux qui voit en rêve les couronnes qu'il convoite, les châteaux qu'il désire, croit, à son réveil que tout ce qu'il a vu est à lui, que chacun doit lui obéir, qu'il est, en un mot, le maître absolu.

A cette époque, le délire est constitué, entretenu d'un côté par les hallucinations, d'un autre par les illusions,

La mégalomanie apparaît ordinairement chez des individus vaniteux, s'abandonnant volontiers à des méditations sous l'influence desquelles naissent les hallucinations et illusions que nous venons d'analyser assez brièvement.

Traitement

Comme la plupart des vésanies et toutes les monomanies, le délire mégalomaniaque n'est produit par aucune altération palpable du cerveau et des méninges, si parfois on en trouve à l'autopsie, elles sont peu étendues, et dans ces cas, rares d'ailleurs, il y a lieu de se demander si elles ont précédé l'invasion de la maladie, ou bien si elles lui sont postérieures.

On est en droit, jusqu'à présent, de négliger le traitement physique et de ne s'occuper que du traitement moral. Leuret faisait un large usage de cette dernière méthode ; nous la considérons comme bonne en principe, sans toutefois adopter complétement les moyens utilisés.

Il est toutefois excellent, au début de la maladie, lorsqu'il y a insomnie, céphalalgie, d'administrer au patient un léger purgatif, de pratiquer une saignée ou deux. Une fois le délire systématisé, la conduite du médecin doit être tout autre. Voici l'opinion du docteur Broc :

« Quand, malgré tout, le système délirant se

sera organisé, la première médication qui se présente, c'est d'arracher le malade au milieu dans lequel il aura vécu, si on n'a pas encore procédé à cette mesure. Chez lui, un monomaniaque ambitieux est dans ses Etats, il commande en despote. Il importe avant tout de le mettre hors de ses Etats. »

Plus loin, il ajoute :

« Placé dans un asile, il ne rencontrera dans son entourage que d'autres aliénés, et la plus profonde indifférence à son égard. De plus, l'isolement est nécessaire dans l'intérêt de la société. »

Ainsi, M. Broc conseille la séquestration au double point de vue thérapeutique et social.

L'autorité de ce médecin, en aliénation mentale, mérite qu'on examine sérieusement les assertions qu'il a émises dans sa thèse inaugurale. Il est nécessaire, pour cela, que nous revenions un peu sur nos pas.

Le mégalomane, avons-nous dit en commençant, n'est autre qu'un orgueilleux exagéré. Au début, tout est là. Mais, peu à peu, sous l'influence de méditations vaniteuses, il survient des hallucinations, des illusions qui permettent à ce défaut de s'enraciner, et le rendent difficilement curable.

Evidemment, si on se trouve en contact avec un homme qui se dit prince, Dieu, etc., la première condition a remplir est de lui démontrer qu'il n'est rien, qu'il n'est point aussi puissant qu'il le prétend.

L'isolement peut-il amener ce résultat ? Là est la question. Une fois sorti de ses Etats imaginaires, son délire s'amendera-t-il ? Nous ne le croyons pas.

Placé dans un asile, voyant qu'on l'a dépossédé de ses biens, de ses richesses, il se récriminera en termes très-amers de la façon dont on a procédé à son égard. Il ne verra dans ses parents que des usurpateurs, dans les infirmiers préposés à sa garde que des tyrans, il s'irritera, s'excitera contre eux, au lieu de conserver le calme qui lui conviendrait.

Toute la journée, il écrira, s'adressera aux autorités, pour demander sa mise en liberté, s'apercevant enfin que personne ne répond à son appel, il se regardera comme une victime du genre humain, comme un martyr.

S'il s'arrêtait là, rien de mieux : mais non. Son délire changera de caractère, mais non de nature. Il considèrera les cours, les jardins, les bâtiments de l'asile comme son bien propre, il regardera les employés comme ses valets ; ne trouvant plus de contradicteurs, pas plus que d'admirateurs, il pourra donner carrière entière à ses idées fausses. La répulsion qu'il éprouvera pour les autres malades l'éloignera constamment d'eux ; il vivra isolé, abandonné tout entier à ses chimères. C'est là précisément où est le défaut, d'interner ces sortes de malades, car la prison dans laquelle ils sont enfermés est très-favorable aux rêveries qui, comme nous venons de l'avancer, nourrissent le mal.

En ce qui concerne la société, la sûreté publique, nous ne saurions trop nous élever contre cette funeste pensée, que les mégalomanes sont dangereux, malgré l'observation publiée par M. Trélat, dans son traité de la folie lucide.

Examinons les actes préjudiciables dont ils sont susceptibles : sont-ils capables de se donner la mort ? Il y aurait tout lieu de le croire, mais heureusement, il n'en est rien. Lors même que leurs demandes, réclamations, sont restées sans résultat, qu'ils s'aperçoivent qu'on se moque de leurs prétendus titres et puissance, ils ne désespèrent pas, ils croient, à force d'arguties, arriver à convaincre les mécréants, et éloignent de leur esprit toute idée de suicide. Enfin, s'il est un homme qui tienne à la vie, c'est l'orgueilleux, et il croirait outrager sa dignité s'il attentait à ses jours.

A l'égard d'autrui, il ne se livrera jamais à la violence ; il se bornera à poursuivre les autres de son aversion ; verrait-il, en songe, des voleurs piller ses châteaux, dévaster ses domaines, il s'adressera aux autorités, expliquera ses griefs, formulera ses plaintes, nommera les malfaiteurs, requerra contre eux toutes les rigueurs de la loi, demandera justice, enfin. C'est, du reste, en écrivant fréquemment aux procureurs de la République, en dénoncant des personnes inoffensives, qu'il est arrêté le plus souvent.

La critique que nous venons de faire de la méthode préconisée par le docteur Broc laisserait supposer que nous rejetons complétement et d'une manière absolue, l'isolement et la séquestration. Non assurément, il y a certaines exceptions, et malheureusement elles ont trait, au plus grand nombre, à cette classe de la société qui a le plus besoin de chacun de ses membres ; je veux parler du pauvre. Si, dans une famille malheureuse, sans ressource, autre que le travail quotidien, un des siens est atteint de délire de grandeurs, il est indispensable d'ordonner son internement, non pas comme agent thérapeutique, ni comme mesure de sûreté publique, mais pour le mettre à l'abri de la misère.

C'est chez les gens placés dans une position pécuniaire suffisante pour supporter, pendant plusieurs mois, une année et plus même, la privation d'un de ses membres, que le système que nous allons développer peut être applicable.

La première condition à remplir est de demander l'interdiction du malade aux tribunaux, on l'obtiendra presque certainement, malgré l'habileté, la sagacité du mégalomaniaque, et ses efforts pour cacher son délire. Sans cela, il pourrait se livrer à des entreprises ruineuses, contracter des engagements, faire des achats, etc., et amener ainsi la déconfiture dans ses affaires. Il est également irrationnel et imprudent de le ɪumettre à tout traitement physique (au moins ɪand la folie est systématisée), il ne voudrait ɪs s'y prêter ; et toutes les tentatives dirigées ɪ ce sens, outre qu'elles seraient le plus souɪnt infructueuses, ne serviraient qu'à l'irriter, lui inspirer de la haine contre les personnes ɪ son entourage.

Il lui faut une surveillance active, vigilante : on ɪ le laissera jamais seul, on lui trouvera un ɪmpagnon sérieux, bienveillant, avec qui il ɪurra converser, assez adroit pour capter son timité et pouvoir le suivre sans difficulté dans utes ses pérégrinations ; en somme, on lui ɪoisira un ami plutôt qu'un gardien.

Les mesures préliminaires étant exécutées, on ocurera au malade toutes les distractions que ɪcessite sa position. M. Broc conseille les ɪyages au début du délire, les exercices violents, ɪ courses longues, pénibles même, ne pourront ɪ'amener une heureuse diversion dans ses ées. Arrivé chez lui, fatigué par la marche, il ɪndormira, rêvera peu, s'adonnera moins à ses éditations orgueilleuses.

On n'interrompra aucunement ses relations ɪicales, sous peine d'exciter son courroux. ɪce à face avec un certain monde, il s'entreɪndra des questions pendantes, n'osera, par esure de prudence, afficher en public ses prétions hautaines.

On le conduira au théâtre, on l'enverra dans ɪ villes d'eaux (Bagnères, Plombières, Vichy).

En résumé, on tâchera, par les plaisirs, de chasser son idée fixe prédominante, l'orgueil.

Parle-t-il de sa grandeur, de sa puissance, on lui démontre, par le raisonnement, la fausseté de ses conceptions ; s'il s'irrite, s'emporte, on le calme par l'intimidation dans quelques cas, par le silence et une logique serrée, dans d'autres. Vous fait-il part de ses visions, des propos qu'il entend pendant la nuit ; sans se moquer de lui, on lui démontre leur inanité.

En somme, on distraira le monomaniaque ambitieux le plus possible ; sans obéir ponctuellement à ses moindres désirs, on ne se refusera pas à ses réclamations avec obstination et entêtement.

On ne changera en rien sa nourriture, l'heure de ses repas, de son coucher, de son lever ; il est probable qu'au bout de quelques mois, on aura obtenu une amélioration sensible, sinon une guérison complète.

Si, après un traitement long et méthodique, les phénoménes morbides ne se sont point amendés, l'intelligence du sujet s'affaiblit graduellement, son délire devient fugace, mobile, sa conversation incohérente, en un mot il tombe en démence.

Nous allons nous occuper, dans ce chapitre, de cette terminaison ordinaire de la mégalomanie.

CHAPITRE II

A une certaine époque de la vie, l'homme ne jouit plus de la plénitude de ses facultés intellectuelles, tout s'affaiblit en lui ; les membres n'ont plus la vigueur d'autrefois, sa vue, son ouïe, sont diminués, tous ses sens subissent la dégradation générale, sa mémoire est à peu près nulle pour les choses présentes, sa pensée est moins prompte, moins énergique, ses idées moins coordonnées, l'attention et la réflexion sont moins soutenues, le raisonnement et le jugement moins puissants, la volonté est abolie. On dit vulgairement qu'il est tombé dans l'enfance, les médecins dans la démence sénile.

A proprement parler, il n'y a pas là maladie, tous les phénomènes observés n'étant qu'une conséquence de l'âge, ils doivent rentrer dans l'ordre physiologique ; il est, du reste, facile d'en expliquer l'origine.

Le système artériel, chez le vieillard, subit la dégénérescence athéromateuse, les valvules cardiaques ossifiées jouent avec moins de force, le sang lancé mollement dans les divers points de l'économie, arrose les organes incomplétement, la vitalité s'affaiblit chez eux. Le cerveau, siége de nombreux foyers de ramollissements, par défaut de nutrition, est altéré dans sa texture, il devient moins apte à apprécier les sensations, les nerfs atrophiés sont plus difficilement impressionnables, les membres sont moins agiles, moins vigoureux.

Ce n'est point de cette détérioration normale et générale dont nous voulons parler ; n'ayant besoin, pour apparaître, d'aucune maladie antérieure, il est clair qu'elle peut se montrer à la suite de la monomanie ambitieuse, comme dans n'importe quelle condition, pourvu que le sujet soit avancé en âge. Nous ne traiterons que cette démence consécutive aux vésanies, pouvant survenir à toute époque de la vie, et nous négligerons l'autre variété.

Etiologie

L'affaiblissement intellectuel et l'incohérence dans les idées, n'arrivent, chez le monomaniaque orgueilleux, que fort longtemps après le début de son délire.

On voit, dans les asiles spéciaux, des malades rester plusieurs années, vaquant aux occupations du service, sans tomber en démence. L'âge, une mauvaise hygiène, en accélère l'apparition.

Symptomatologie

Ce serait, il me semble, sortir de notre sujet que de décrire en détail la démence simple accompagnant la mégalomanie. Nous voulons presque uniquement savoir ce que devient le délire ambitieux au moment où cette complication apparaît, ce qu'il est, quand elle est établie.

Les phénomènes qui annoncent la démence sont difficiles à saisir, lorsqu'il s'agit d'un maniaque, d'un mélancolique ; il n'en est pas de même lorsqu'on a affaire à un monomane dont le délire est tout à fait systématisé.

Il suffira, en effet, de constater, après des examens approfondis que les idées du malade sont mal coordonnées, pour en déduire que sa pensée est affaiblie. L'incohérence, en effet, est propre à la démence, tout aussi bien qu'à la manie ; dans l'une, elle tient à l'anéantissement, dans l'autre, à l'exubérance des facultés intellectuelles ; ce signe est précieux et doit être pris en sérieuse considération.

L'aliéné avait jusqu'alors arrangé tout pour faire croire à la réalité de ses titres, de ses richesses, de sa grandeur ; sa pensée énergique fournissait de nombreuses idées qui servaient de base à son raisonnement, à son jugement. Sa mémoire puissante lui rappelait les faits anciens et récents, lui permettait de juger, de tirer des conséquences. Ses hallucinations concordant en tout point avec son délire, l'entretenaient, l'alimentaient, ses illusions fortifiaient ses convictions. Cet édifice s'écroule devant l'affaiblissement de ses perceptions ; ses idées deviennent incoordonnées, son raisonnement moins solide ; sa mémoire étant moins certaine, il compare difficilement. Il ne trouve dans ses hallucinations aucun soutien ; quoique fréquentes, elles sont pour la plupart diffuses et vagues ; il répète son *credo* sans l'expliquer, change d'un jour à l'autre d'opinion. Aujourd'hui, il est empereur ! Demain, il sera roi ! En ce moment, il a un million de fortune, tout à l'heure il en aura deux ; et, si on le questionne sur l'augmentation aussi rapide de ses biens, il restera muet, ou objectera qu'il a toujours possédé cette somme. Il se retranchera, en un mot, derrière la négation absolue.

Il prend, en outre, le cachet des déments ordinaires ; il est peu attentif aux questions qu'on lui pose, il y répond lentement et sans réflexion; il n'aime pas à lier une longue conversation, s'ennuie promptement, manifeste son mécontentement par des emportements, de l'indignation.

On pourrait supposer que les facultés intellectuelles venant à décroître, l'exigence de ces malades, leur mauvaise humeur primitive diminuent, que leur caractère acariâtre s'amende ; il n'en est rien : il conserve toujours la forme qu'il avait précédemment ; quelquefois, cependant, il s'améliore.

Leurs sentiments moraux sont éteints ; ces aliénés sont sales, malpropres ; on ne remarque plus la distinction, la recherche qu'ils avaient précédemment dans leur mise ; leurs habits sont déchirés, raccommodés sans soin.

Leur physionomie prend un cachet spécial d'hébétude, de niaiserie, propre aux déments.

Ils se livrent à l'oisiveté, ou bien exécutent des travaux ridicules, non pas à cause de leurs prétendues richesses, mais par impossibilité de pouvoir coordonner leurs actes.

Leur appétit augmente, ils mangent avec voracité, et s'engraissent rapidement.

A un degré plus avancé, plus le moindre enchaînement dans les idées, incohérence complète; c'est à peine si on peut découvrir en eux les traces d'un délire systématisé ; leurs hallucinations ont trait à des sujets variés, leur caractère est insupportable.

Ces malades parlent peu, et ne s'occupent pas de ce qui les entoure.

L'existence se termine, pour les uns, dans une immobilité complète, ils restent accroupis dans un coin de la salle, ou sur une chaise. Pour les autres, ils se promènent incessamment le long d'un mur, attachant à leurs vêtements en désordre des chiffons, des cailloux ; ils gâtent nuit et jour, sont sales. Si on leur fait remarquer qu'ils font des ordures, ils ne craignent pas de nier et d'accuser les autres malades.

Voici l'histoire d'une aliénée du service de M. A. Voisin, atteinte de mégalomanie avec démence commençante et idées de persécution portées à un très-haut degré.

V. — C....., âgée de 53 ans, dentellière, rue de Bellechasse, 29, native de Tonnerre, entra à la Salpêtrière le 27 mars 1867.

Renseignements de sa concierge : a été religieuse, mais son ordre n'ayant pas été reconnu, elle rentra dans le monde. Un des obstacles à l'institution de cette confrérie vint des pères Jésuites.

C..... vivait à l'aide d'une petite rente que lui légua une de ses maîtresse ; cette somme d'argent est déposée chez un notaire.

Une de ses sœurs lui ayant soustrait des papiers et des valeurs, notre malade en éprouva un vif chagrin ; elle passa alors une partie de ses journées à supputer ce que sa sœur lui devait ; chaque jour, elle grossissait les chiffres, et arriva ainsi à se figurer qu'avec les intérêts composés, son capital s'élèverait, dans peu de temps, à un million.

Depuis deux années, elle a commis des actes extravagants, et tenu des propos déraisonnables. Elle écrivait constamment au préfet de police pour qu'on lui rendit son héritage, parlait à ses amies d'un million qu'on lui devait, qui lui avait été volé ; quand on la contredisait, elle se mettait en colère, de telle sorte que ses connaissances l'avaient délaissée.

Etat actuel. — Physionomie un peu triste, abattue ; attitude, démarche ordinaires ; tenue bonne, ses vêtements sont propres, non déchirés.

Voici comment elle me raconte l'origine de sa fortune :

« J'avais un oncle qui était parti pour le ser-
« vice de mon père ; une fois sorti du régiment,
« il s'installa à Dantzick, comme marchand de
« vins ; son intelligence et son savoir faire lui
« amenèrent bientôt des clients, et il s'enrichit

« dans peu de temps. Il eut à subir un premier « vol de la part d'un caissier qui lui enleva « 1,100,000 francs ; malgré cela il laissa, à son « décès, une fortune considérable, 1,000,000 de « francs ; l'hôtel de Bourgogne lui appartenait. « Cet héritage a été accaparé par les pères « jésuites ; le cardinal Cabienski se promène dans « mes voitures, c'est l'Esprit qui me l'a appris, « et qui m'a dit que *c'est comme un ouvrier qui « fait la voiture du préfet et qui se promène « dedans avant de la rendre.* »

Elle a écrit au préfet d'Auxerre, afin d'obtenir les papiers nécessaires pour prendre possession de son héritage ; elle a reçu tout ce qu'elle demandait, mais toutes les pièces sont restées entre les mains d'un certain M.....

Voyant qu'elle ne pouvait obtenir d'argent, elle écrivit à l'empereur, pour lui raconter ses malheurs ; il lui envoya 300 francs, puis 1,500 francs, qui lui ont été pris. En passant devant la grille des Tuileries, elle a montré ses pièces à l'empereur qui allait se promener, criant justice : elle a été arrêtée aussitôt.

Elle termine ainsi : *Je suis forte de la véritable force, j'occupe tout le royaume, je suis mon chemin droit parlant.* Elle a vu une nuit des enfants qui jouaient autour de son château, a entendu des voleurs qui dévastaient ses propriétés.

Elle se souvient assez exactement des faits anciens, il n'en est plus de même de ceux qui sont récents ; c'est ainsi que sa fortune qui, au mois de mai, n'était que de deux millions, est aujourd'hui de six millions ; si on lui fait apercevoir ses contradictions, elle objecte que chaque jour son capital augmente, et très-vite. Cette somme d'argent est placée tout entière dans une sucrerie, puis peu à peu elle affirme que c'est l'hôpital qui en est le dépositaire, et enfin elle termine en disant qu'elle est dans la maison de Rothschild.

Son attention est peu soutenue, ses réponses irréfléchies ; elle est loquace, s'emporte quand on met en doute l'existence de ses biens ; son caractère n'est pas trop mauvais.

Elle demande fréquemment sa sortie, a tenté, du reste, de s'évader.

Elle est restée longtemps oisive, maintenant elle travaille au crochet avec assez d'ardeur, pour gagner, dit-elle, un peu d'argent, puisqu'on ne veut pas lui rendre celui qu'on lui a volé ; elle pleure parfois, se plaint d'être maltraitée par les autres malades, se laisse frapper par elles, sans riposter.

A l'atelier, fréquemment elle les apostrophe, disant qu'elle est très-riche ; fait du bruit, si bien qu'on est forcé de la faire sortir de la salle.

CHAPITRE III

MANIE AMBITIEUSE

Cette vésanie doit être nettement séparée de la paralysie générale, tant à cause de ses symptômes que de sa marche et de sa terminaison. D'un autre côté, ses rapports avec cette dernière maladie doivent nécessairement la faire ranger dans la catégorie des folies congestives avec délire ambitieux, dont M. Baillarger a signalé l'existence et défini les caractères.

Sous cette dénomination, nous décrirons une affection apyrétique, s'annonçant par de l'agitation, de l'incohérence sans trouble des organes locomoteurs, avec prédominance d'idées de grandeurs, de richesses.

Etiologie

Parmi les causes prédisposantes, nous placerons, en première ligne, l'hérédité, dont l'influence est admise sans contestation par tous les observateurs.

C'est à l'âge moyen de la vie qu'éclate la manie ambitieuse ; toutefois, chez la femme, elle semble se déclarer de préférence à l'époque de la ménopause. L'homme y est plus sujet que cette dernière, tant à cause des excès multiples qu'il commet, que des travaux intellectuels auxquels il se livre.

Les causes occasionnelles sont puissantes, leur mode d'action est bien tracé. Cette variété de manie, comme presque toutes les autres, du reste, ne s'accompagne point de symptômes fébriles, elle ne peut donc être déterminée par une inflammation aiguë des méninges ; d'un autre côté, la suractivité continuelle de l'intelligence et de la motilité qu'on remarque dans cette vésanie, ne peuvent exister sans qu'il y ait hypérémie permanente des enveloppes cérébrales ; car la phlegmasie chronique de ces membranes n'est point susceptible de produire ces troubles, d'après ce que nous enseigne l'anatomie pathologique. Nous savons, en effet, que l'épaississement, la vascularisation, l'adhérence des méninges encéphaliques à la couche corticale sous-jacente, déterminent un affaiblissement et non une exubérance des facultés de l'entendement. Quant à indiquer l'origine du délire ambitieux surajouté, nous n'essaierons pas de le faire, cette tâche étant au-dessus de nos forces, dans l'état actuel de la science.

D'après l'hypothèse que nous venons d'émettre, il est facile de comprendre que tout agent susceptible d'engendrer une congestion prolongée de l'encéphale, doit être regardé comme une cause de manie ambitieuse. C'est à ce titre qu'agissent les excès alcooliques ; les chagrins amènent le même résultat. Quant à la misère, aux privations, tout en détériorant l'organisme, elles déterminent des souffrances morales suffisantes pour motiver l'apparition de cette vésanie.

Symptômes

Les prodromes de la manie ambitieuse ne sont pas constants ; quelquefois son début est brusque. A la suite d'une émotion vive, les malades dorment peu, ont des rêvasseries, de la tristesse, de l'abattement ; ils sont en proie à une céphalalgie presque continue, ont des palpitations ; leur caractère change, de calmes et paisibles qu'ils étaient, ils deviennent irascibles, s'emportent, négligent leurs affaires, leur famille ; ils parlent sans cesse d'entreprises grandioses, d'achats, de richesses, origine de leur délire futur.

Au bout de quelques jours, et presque insensiblement, les symptômes s'accentuent : ce qui frappe dans le malade, c'est l'animation du regard; sa physionomie est gaie, sa face rouge ; sa tenue est indécente, ses habits sont déchirés, sales, malpropres. Il traîne dans sa poche des chiffons, des cailloux, à qui il attache une grande valeur ; il ne peut rester un moment immobile, va et vient constamment, passe une partie de la journée à se promener, à courir dans les allées de l'asile, détruisant les objets placés sur son passage, volant ceux qu'il regarde comme précieux; il crie, chante, rit sans motif.

Loquace outre mesure, ses propos sont intarissables, mêlés quelquefois d'*obscénités* ; il aborde plusieurs sujets à la fois, les interprète à sa façon ; doué d'une mémoire féconde, il raconte avec plaisir les diverses phases de son existence, veut écrire, demande instamment du papier, de l'encre, pour s'adresser à des personnes qu'il ne connaît pas.

Au milieu de ce désordre mental, il semble extraordinaire que des conceptions délirantes offrant une certaine consistance, puissent absorber toute l'attention de l'aliéné et attirer celle du médecin ; c'est cependant ce qui a lieu. Dominé par une influence quelconque, probablement par des hallucinations, le malheureux malade se croit tout puissant, il est roi, pape, empereur : veut fonder des empires. Certains autres sont riches, veulent acheter des châteaux, des domaines.

Ces idées de grandeurs n'ont point une durée éphémère, on les retrouve chaque jour, elles ne disparaissent qu'avec la maladie elle-même.

Le caractère pathognomonique, essentiel, de ce délire ambitieux, c'est l'incohérence. La nommée B....., dont nous racontons plus loin l'histoire, *voulait fonder une République, elle avait pris la place de Garibaldi, de Napoléon III.* Cet orgueil est presque toujours entaché d'une certaine absurdité, c'est ainsi que cette femme vint nous annoncer, un jour, *qu'un de ses fils, âgé de dix ans, était chirurgien distingué.*

Si on contredit ces fous, ils opposent à vos

réfutations de faibles arguments, ou bien ne répondent pas.

Prodigieusement généreux, ils veulent donner tout ce qu'ils possèdent. Notre malade voulait aller chercher 10,000 francs pour acheter des costumes de bal aux employées de service, elle me promettait toutes les décorations du pays.

On constate, dans la manie ambitieuse, certaines hallucinations ; quoique pas très-communes, celles de l'ouïe sont les plus fréquentes ; elles ont trait au délire même du malade. La femme B..... *rêvait souvent à la République qu'elle voulait instituer, et se plaignait fréquemment des voix qu'elle entendait la nuit à ce sujet.*

Les agitations extérieure et intérieure que nous avons décrites ne sont pas toujours aussi prononcées que nous avons semblé l'annoncer ; elles se traduisent le plus souvent par quelques cris, par des entretiens animés, violents même ; par des réflexions dépourvues de bon sens, de convenance, par la fausseté dans les appréciations.

Il est vraiment étonnant de voir de pareils malades s'occuper scrupuleusement de la santé de leurs parents, de leurs amis. La femme B..... nous demandait, à chaque visite, la permission de voir ses enfants, elle était heureuse de les embrasser, et la plus grande punition qu'on pût lui infliger, était de l'empêcher de leur parler.

Les maniaques ambitieux dorment peu en général.

La marche du processus morbide n'est point absolument continue ; on observe des rémittences pendant lesquelles les malades sont dans un état de calme à peu près parfait ; ils n'ont que de l'insomnie, de la céphalalgie et quelques rêvasseries. De temps en temps, ils se livrent à la violence, frappent, battent les personnes qui les entourent ; ces paroxymes ont, en général, une durée très-courte.

La manie ambitieuse persiste habituellement pendant quatre à cinq mois, avec le cortége symptômatique que nous venons de lui décrire. La femme B..... n'a obtenu sa convalescence qu'au bout de quatre mois.

Dans l'observation communiquée en 1861 à la Société médico-psychologique, par M. Joaquin Munod (de la Havane), la guérison n'a été complète qu'au bout de cinq mois, à la suite d'une éruption de purpura, et s'est maintenue trois années.

Terminaisons

1° *Guérison.* — Chez notre malade, elle s'annonça par la diminution de la céphalalgie des insomnies, enfin par la cessation du délire ambitieux. Peu à peu, ses entretiens étaient devenus moins obscènes, ses propos plus sensés, ses actes moins extravagants ; et, à la suite d'un traitement énergique, tout était rentré dans l'ordre.

La disparition des symptômes graves, chez

l'aliéné de M. JOAQUIN MUNOD, avait coïncidé avec une éruption cutanée généralisée.

2° *La folie passe à l'état chronique, et de là à la démence simple.*

En voici un exemple dont on ne peut nier l'authenticité.

VI. — C..... (Charlotte) entra le 9 juillet 1865 à la section des aliénées de la Salpêtrière. Le certificat d'admission, signé par M. BAILLARGER, porte : *atteinte de manie chronique avec délire ambitieux. Antécédents inconnus.*

Elle déclare se nommer Agnès ; n'est point Mlle C....., est reine du monde entier ; elle a été 560 ans dans l'opulence, a vécu avec Charles VII, son époux, qu'on lui a enlevé ; le Palais royal lui appartient ; *n'a pas d'enfant, mais quatre princes qui sont ses fils.*

C..... nie avoir des sœurs, ce sont des étrangères qui se sont introduites, dit-elle, dans sa famille. Pressée de questions, elle finit par répondre qu'elle a une sœur bossue, et que dans sa bosse il y a des sacs d'or. La plus grande incohérence règne dans son langage : a été marchande de journaux, peu après elle ajoute qu'elle n'a jamais rien fait ; enfin, elle prétend qu'elle a été couturière.

Elle ne peut se plaire ici, avec des femmes entretenues, ne veut cependant sortir, parce qu'elle est propriétaire de la maison.

Son caractére est grossier, elle distribue volontiers des injures à ceux qui lui adressent la parole, ou qui contredisent ses titres ; elle ne veut pas voir ses sœurs.

Elle passe une partie de ses nuits à s'entretenir avec des êtres imaginaires, crie, se plaint qu'on lui vole ses trésors, a peur.

Hémiplégie du côté gauche, depuis une année; sa marche est devenue difficile, chancelante, aussi reste-t-elle presque toute la journée assise dans un fauteuil.

Sa physionomie n'a pas l'air satisfait, sa parole est bien accentuée, la langue tirée hors de la bouche, ne tremble pas ; pas de frémissement vermiculaire des lèvres, quand elle articule un son ; pupilles égales, contractiles.

Gâte parfois, appétit bon.

Nous arrivons maintenant au troisième mode de terminaison, à celui qui est le plus commun, je veux désigner la paralysie générale.

Le point délicat, je dirais presque le plus difficile à résoudre, est celui-ci : La manie ambitieuse est-elle une folie aiguë se terminant par la paralysie générale ? ou bien doit-on la considérer comme le premier degré de cette dernière maladie ?

Les auteurs signalent, en effet, que la première période de la démence paralytique consiste en un changement dans le caractère, les habitudes du malade : il est incohérent dans ses propos, extravagant dans ses actes ; loquace outre mesure, il parle constamment de ses richesses, de sa puissance.

Cette description n'est point absolument juste. La paralysie générale ne commence qn'avec les troubles de la parole, le tremblement des lèvres et de la langue, l'affaiblissement de l'intelligence et de la mémoire. Y a-t-il, dans la vésanie que nous venons de décrire, tout ce cortége symptômatique ? Evidemment non. La mémoire est féconde, la pensée prodigieusement surexcitée, la motilité exagérée. Prétendre qu'au bout d'un certain nombre d'années, cette détérioration physique et intellectuelle ne surgisse pas, tel n'est point, certes, notre avis ; mais, d'un autre côté, considérer la manie ambitieuse comme le premier degré de la paralysie générale ; c'est être en dehors de la vérité, car la démence paralytique peut survenir longtemps après le début de l'exaltation générale, et quelquefois même ne pas survenir, comme dans l'observation que nous avons rapportée précédemment.

On peut nous objecter, il est vrai, que, dans les deux maladies, le délire est incohérent, absurde ; nous répondrons, à cet argument, que dans la manie ambitieuse, ces phénomènes tiennent à la fécondité de la pensée, qui ne permet plus à l'aliéné de coordonner ses idées, tandis que, dans la paralysie générale, ils sont dus à la pauvreté de la mémoire et de l'intelligence.

Pronostic

Il n'est pas nécessairement fâcheux ; la guérison peut, en effet, être obtenue : le malade de M. Joaquin Munod en est un exemple. Toutefois, si le délire, l'agitation, n'ont aucune rémission, au bout de quelques mois il est à craindre l'invasion de la paralysie générale.

Diagnostic

Il est important : le maniaque ambitieux peut être pris, en effet, pour un mégalomane, pour un dément paralytique. Afin d'éviter des redites inutiles, nous négligerons, pour le moment, cette seconde partie de notre diagnostic.

Les points de ressemblance entre la mégalomanie et la manie ambitieuse consistent en des conceptions délirantes ayant trait à des richesses, titres, puissance, honneurs purement imaginaires. Quant à leurs caractères différentiels, ils sont nombreux, on les trouve dans le délire lui-même. Le maniaque ambitieux prône sa grandeur, son origine illustre, sa fortune ; si on le presse de questions, on s'aperçoit facilement que ses affirmations n'ont aucune base solide, aucune suite ; en un mot, qu'elles sont incohérentes. La femme B..... voulait fonder une République, puis ajoutait qu'elle avait pris la place de Garibaldi, de Napoléon III.

Le mégalomane énumère ses titres avec lucidité, clarté ; il expose l'origine de ses titres avec précision ; ses idées sont enchaînées, non contradictoires entre elles. Il ne dément pas le lendemain ce qu'il a avancé la veille, et, à moins d'être prévenu, on croirait facilement à l'authenticité de son récit. Doué d'une loquacité extraordinaire, il cherche à convaincre son interlocuteur; vient-on à lui résister, il ne cède pas, s'irrite, s'emporte. A vos réfutations, il oppose des arguments solides, il ne se retranche derrière la négation, que lorsqu'il est à bout de ressources. D'une nature fière, hautaine, il est peu sociable, se plaint de tous ceux qui l'entourent; égoïste par excellence, il s'inquiète peu de ses affaires, ne s'occupe pas de ses enfants, de ses amis; son attitude, sa tenue recherchée, forment un contraste frappant avec le maintien du maniaque ambitieux.

Une fois tombé dans la démence simple, le mégalomane se rapproche de ce dernier par l'incohérence de son délire; il est néanmoins possible de les reconnaître; tandis que chez l'un les facultés intellectuelles sont prodigieusement accrues, chez l'autre, la pensée, la mémoire, sont au contraire profondément affaiblies.

INDICATIONS THÉRAPEUTIQUES

La manie ambitieuse, avons-nous dit précédemment, ne peut être constituée anatomiquement que par une hypérémie permanente des enveloppes cérébrales; aussi, le traitement que nous indiquons est-il essentiellement physiologique. Il ne tendra rien moins qu'à diminuer cette congestion, qui est la source de tous les désordres dont on est le spectateur.

TRAITEMENT PRÉVENTIF

On doit, avant tout, ordonner la séquestration rigoureuse de l'aliéné ; on épargnera, de cette façon, la ruine des familles, et beaucoup d'autres calamités bien plus effroyables. Isolé, séparé du monde, la cause de ses chagrins, de ses excès, sera nécessairement écartée. L'emploi de la camisole, mis en vigueur par ESQUIROL, pratiqué par lui sur une vaste échelle, ne sera utilisé que dans les cas exceptionnels. Plus propre à l'irriter qu'à le calmer, ce moyen est, en général, mauvais, on ne doit y recourir que lorsque le malheureux aliéné devient furieux, dangereux, dans toutes les autres circonstances, il doit être rejeté.

TRAITEMENT CURATIF

Eloigner la congestion encéphalique, tel doit être le but du praticien. On y arrivera par plusieurs voies.

Parlons d'abord des évacuations sanguines. Les *saignées générales* auront pour résultat la débilitation de l'économie, sans faciliter, pour cela, la déplétion de l'encéphale ; aussi, ne doit-on pas les mettre en usage.

Les *saignées locales* auront, au contraire, le privilége de s'adresser directement à la lésion présumée, et de la combattre. On appliquera, de temps en temps, six à huit sangsues derrière chaque oreille, en choisissant le moment où le malade sera le moins agité.

EXUTOIRES

Leur action est toute simple ; appliqués dans un point reculé de l'organisme, ils opèrent sur le cerveau une dérivation salutaire et constante. M. VOISIN (A.) les utilise avec succès ; il préfère aux cautères les vésicatoires permanents aux bras et aux mollets ; quoique très-douloureux, ces derniers ont l'immense avantage d'occuper une plus large surface, et par conséquent d'opérer une dérivation plus considérable.

DOUCHES

Les irrigations d'eau froide sur le tronc, les membres produisent le même résultat ; en congestionnant les capillaires de ces parties, elles désempliront ainsi les vaisseaux méningés ; on en prescrira une par jour.

PURGATIFS

L'aloës sera préférée. En effet, en déterminant l'hypérémie des vaisseaux hémorroïdaux, elle activera la circulation cérébrale.

Enfin, si les menstrues sont supprimées, on s'efforcera de les provoquer par des remèdes trop connus pour que nous les énumérions.

VII. — B....., âgée de 49 ans, est née à Paris, où elle exerce la profession de lingère. Elle est envoyée dans le service de M. A. Voisin, le 3 janvier 1868, *comme paralytique générale.*

Renseignements fournis par sa fille : Le père de notre malade est décédé à Bicêtre, *atteint d'aliénation mentale;* sa mère est morte, elle n'a jamais été folle ; son fils, sa fille, son petit-fils, sont actuellement bien portants.

Pendant sa jeunesse, elle avait fréquemment la migraine, qui l'obligeait à garder le lit. Depuis plusieurs années, elle était sujette à des accès convulsifs accompagnés de perte de connaissance, étouffements suivis de pleurs. Tout nous porte à croire qu'elle était hystérique. Jusqu'à 47 ans, ses menstrues ont été fort abondantes ; depuis cette époque, elles arrivent irrégulièrement, et encore sont-elles peu copieuses.

D'un caractère doux, bienveillant, B..... était regardée comme une ménagère sérieuse. Il y a environ deux ans, sa fille s'étant livrée à un employé de commerce, eut un enfant ; notre malade en conçut un profond chagrin.

Deux mois avant son admission à la Salpêtrière, elle devint d'une gaieté exagérée, *prétendait gagner beaucoup d'argent, voulait donner des bals, faisait des emplettes, des commandes extraordinaires.* A la suite de plusieurs scènes de désordre, commises sur la voie publique, elle fut internée.

Etat actuel (7 janvier). — Cette femme est d'une taille assez élevée, elle est grasse, bien constituée ; son teint est cireux, son regard

égaré ; elle répond avec netteté aux questions qui lui sont posées, sa mémoire n'est point affaiblie, elle se souvient du numéro de sa maison, de l'époque de son mariage, de la naissance de ses enfants. Elle nous fait part de ses projets : *veut fonder une République en distribuant des bonbons ; elle a pris la place de Garibaldi, de l'empereur ; ses enfants sont dans une position brillante, l'un d'eux, âgé de dix ans, est déjà chirurgien.* Tout cela est dit avec verve. Sa parole est bien articulée, ses lèvres, sa langue ne sont point tremblantes quand elle prononce un mot, une phrase. Pupilles égales, contractiles.

Elle demande instamment ses enfants.

La force musculaire est conservée intacte, la démarche n'est point chancelante ; B..... ne peut rester un instant en repos, elle va et vient continuellement, elle découd ses vêtements pour les recoudre ensuite. On reconnaît chez elle de la manie ambitieuse. Appétit bon.

Application d'un séton à la nuque.

12 janvier. — Céphalalgie vive, sans fièvre, veut qu'on la saigne. *Cette République l'occupe toujours beaucoup.*

Extrait de haschisch, deux centigrammes.

22 janvier. — Ces jours-ci, elle a été très-agitée, elle dort au moment de la visite.

28. — Depuis hier, elle chante continuellement, parle avec volubilité, tient des propos incohérents et lascifs ; *a rêvé à sa République.*

Même physionomie égarée, même tenue débraillée.

Le haschisch est continué à la même dose.

29. — Elle est joyeuse, nous dit que l'empereur doit aller déjeuner chez elle ; un instant après, elle l'injurie. Mémoire conservée.

4 février. — Le séton est remplacé par un vésicatoire permanent au bras gauche.

9 mars. — Elle me prie de l'emmener à l'Opéra, de lui prêter de l'argent pour faire ses achats chez le costumier.

21. — Elle veut aller chercher 10,000 francs pour déguiser tout le monde demain ; me distribuera toutes les décorations du pays, dort peu la nuit. Face congestionnée, pouls bon.

Entretenir le vésicatoire.

15 avril. — Mieux notable, elle est moins agitée, sa conversation est toujours un peu dévergondée, sa tenue est meilleure. Pas de tremblement des lèvres, de la langue, de la parole. Le vésicatoire est remplacé par un autre.

L'amélioration se continue les jours suivants, le délire ambitieux disparaît, l'exaltation cesse, elle travaille à la couture.

17 août. — *Exeat.*

De retour chez son mari, elle n'a manifesté aucun signe de folie pendant plus de deux mois ; puis, peu à peu, sous l'influence de la misère et des privations, elle est devenue mélancolique, refusait de travailler et de manger.

Admise à la ville Evrard en novembre, elle est

restée dans cet asile jusqu'à la fin de décembre, sans amélioration dans son état mental. Renvoyée, à cette époque, à la Salpêtrière, nous constatons qu'elle est plongée dans un mutisme absolu, reste immobile sur sa chaise pendant toute la journée. Gâte. Etat anémique très-prononcé (1).

(1) Nous avons appris, depuis, qu'elle était morte.

CHAPITRE IV

DÉLIRE AMBITIEUX

DES

PARALYTIQUES GÉNÉRAUX

Nous croirions sortir de notre sujet en traçant l'histoire complète de la paralysie générale, dont le délire ambitieux est un symptôme fréquent, mais non pathognomonique.

Cette maladie est en effet protéïque, ses formes sont nombreuses, nous ne ferons que les citer : tantôt, il y a prédominance des troubles physiques (variété paralytique et congestive) ; tantôt, au contraire, les facultés intellectuelles sont plus spécialement lésées dans leur fonctionnement (variété expansive, mélancolique).

Description générale

Ce n'est guère que dans la démence paralytique s'accompagnant de gaieté, de satisfaction que l'on constate nettement des idées de grandeur ; dans toutes les autres, elles font à peu près défaut. C'était la seule forme de méningite chronique que Bayle ait admise et décrite ; quoique de beaucoup la plus commune, on ne doit pas, cependant, négliger les autres variétés dont l'importance ne saurait être amoindrie. Ainsi donc, il est parfaitement établi que le délire ambitieux manque dans certains cas spécifiés, sans que, pour cela, la maladie n'existe pas. Nous sommes amené, pour cela même, à ne traiter, dans cet article, que des rapports de cette manifestation morbide avec la paralysie générale, tout en signalant quelques phénomènes pathologiques dont la connaissance est indispensable pour établir le diagnostic.

Le délire ambitieux faisant partie constante des troubles de l'intelligence, soulève une question fort controversée, dont la solution n'a pas encore été complétement donnée. Il s'agit de savoir si les lésions de l'entendement ont précédé celles de la locomotion.

Pour M. BAILLARGER, les signes de la paralysie apparaissent avant la folie ; il avance même que le tremblement de la langue, des lèvres, est très-appréciable au moment où apparaissent les conceptions délirantes grandioses, et la démence. PARCHAPPE, au contraire, a remarqué que le jugement et la mémoire étaient aflaiblis alors que les organes de la locomotion fonctionnent librement.

Ainsi donc, deux avis absolument différents sont en présence : pour le premier médecin, les symptômes paralytiques ; pour le second, les désordres intellectuels ont ouvert la scène morbide.

L'opinion de M. BAILLARGER me semble se

rapprocher davantage de la vérité. En eflet, on observe fréquemment que les malades ont perdu la régularité de leurs mouvements, leur souplesse, leur agilité ; que leur marche est moins sûre, moins certaine, que leurs mains tremblent, qu'elles n'ont plus leur précision habituelle ; qu'en même temps la parole est embarrassée, que les lèvres sont animées de frémissement fibrillaire au moment où la démence apparaît.

L'assertion de M. Baillarger concorde donc exactement avec l'observation journalière. Je ne veux point dire, toutefois, que la maladie est constituée aussitôt que surgissent les troubles de la locomotion ; il lui manque un caractère indispensable, c'est la démence. Il est, en effet, un certain nombre d'affections, telles que l'alcoolisme chronique, où l'on constate du tremblement des mains, de la langue, des lèvres, sans que, pour cela, il y ait paralysie générale.

Quant au délire ambitieux lui-même, il ne survient qu'avec l'affaiblissement intellectuel.

Avant de décrire les idées de grandeurs des paralytiques généraux, résumons, en quelques mots, les troubles moteurs qui les précèdent. Ce sont :

1° *La difficulté dans l'articulation des sons.* Ce phénomène consiste en un véritable embarras de la parole ; il semble, en effet, que les mots sont attachés au fond de la gorge, et ne peuvent en sortir qu'avec peine ; les syllabes sont comme scandées ; cette singulière particularité qui nécessite de l'observateur souvent beaucoup d'attention, résulte de la contraction irrégulière des muscles des lèvres, de la face, de la langue. Cette opinion trouve une prompte et complète solution lorsque le malade ouvre la bouche pour parler, on voit en effet, toute la musculature de la partie inférieure du masque facial animée de mouvements vermiculaires ; si on lui fait sortir la langue, on constate un tremblement analogue à sa pointe et sur ses bords.

Ces troubles, rangés par certains auteurs (MARCÉ entre autres), dans la classe des convulsions, doivent être regardées comme appartenant en propre à l'ataxie ; car ils se montrent au moment où les organes sont en action, et non quand ils sont en repos.

2° *Inégalité des pupilles.* — Signalé pour la première fois par M. BAILLARGER, en 1850, regardé comme une lésion de la motilité, ce symptôme est loin d'être constant ; parfois, en effet, on observe le rétrécissement des deux pupilles ; et enfin, dans certains cas, leurs dimensions n'ont point changé. Néanmoins, quand il existe, il doit être pris en sérieuse considération.

Cette inégalité résulte, d'après M. BAILLARGER, de la paralysie des fibres circulaires de l'iris d'un côté, tandis que les faisceaux rayonnés sont sains et grandissent en se contractant le diaphragme oculaire ; inutile d'ajouter que la pupille opposée a conservé son calibre normal. Ce phénomène, d'après MARCÉ, paraîtrait dépendre, non pas de la paralysie de l'une des deux pupilles, mais bien de la constriction exagérée de l'autre qui reste immobile et fortement rétrécie, même lorsque le sujet est placé dans l'obscurité.

Sans nier d'une façon absolue l'assertion de ce dernier auteur, je dois néanmoins dire que son hypothèse est loin d'expliquer l'insensibilité compléte à la lumière artificielle et naturelle de la pupille dilatée, ce que nous avons été à même de remarquer fort souvent.

3° *Lésions de la locomotion.* — La marche du malade est complétement modifiée, il trébuche, écarte les jambes, frappe le sol du pied ; si on l'arrête, il chancelle, écarte les bras, et tomberait presqu'infailliblement si on ne le soutenait. Cette espèce d'incoordination motrice ne l'empèche nullement de faire des voyages longs, pénibles mème, la force musculaire n'est point sensiblement diminuée, il peut, en effet, porter sur son dos des fardeaux pesants, sans s'affaisser. Le tremblement des mains coïncide généralement avec ces derniers troubles de la locomotion ; les femmes s'aperçoivent qu'elles ne peuvent plus travailler à l'aiguille, les artistes tenir leurs instruments ni les diriger avec précision.

Si nous joignons à ce cortége symptômatique tout ce qui est propre à la démence commençante, nous aurons le tableau exact des phénomènes morbides qui précèdent et annoncent l'invasion du délire ambitieux. Leur caractère change ; s'ils étaient doux, ils deviennent irascibles, de prudents, audacieux. Leurs sentiments subissent une métamorphose analogue, les femmes les plus réservées tiennent des propos obscènes, attirent à elles les hommes qu'elles rencontrent par hasard, se livrent à l'onanisme en public. Leur tenue est ordinairement mauvaise, leurs habits déchirés.

Ce qui frappe le plus l'attention des personnes préposées à leur garde, c'est leur inertie, leur inaptitude à tout travail intellectuel, la diminution de leur mémoire. Ces malheureux s'égarent dans la rue, oublient le numéro de leur logement, volent les objets placés sous leurs mains, croyant qu'ils leur appartiennent. Si on les interroge sur ces méfaits, ils nient, ne se rappellent plus les actes qu'ils ont commis récemment. C'est ainsi que beaucoup d'entre eux sont arrêtés, traduits devant les tribunaux, et condamnés. Si on les questionne quelques instants, on s'aperçoit rapidement de l'incohérence dans leurs réponses, de l'affaiblissement de leur mémoire.

Comme tous les déments, ils se livrent à des actes de violence passagers, se plaisent à couper leurs vêtements, à renverser tout ce qui est à leur portée ; ils injurient les gardiens, les autres aliénés, les frappent quelquefois.

Cette période d'excitation est, en général, de peu de durée, et ne dégénère pas en fureur.

Passons maintenant à l'étude du délire ambitieux, dont l'analyse a été habilement faite par M. A. VOISIN, dans ses leçons cliniques que nous avons eu l'honneur de recueillir. Il consiste en des idées de grandeurs sous toutes les formes ; les malades ont tout, richesse, gloire, position élevée, vigueur, santé ; les hommes sont possesseurs de titres honorifiques, ils sont grands seigneurs, princes, ducs, rois, empereurs ; les femmes ont de belles robes, des bijoux, des appartements superbes. Ils se plaisent ainsi à énumérer leur puissance, leur fortune.

Ces fous ont la physionomie satisfaite, se trouvent bien dans l'asile où ils sont enfermés, ne demandent point à sortir ; c'est là, même, un caractère très-important, car tous les aliénés, sauf les déments, se plaignent et veulent s'en aller.

Ils racontent, sans qu'on les interroge, combien ils sont riches et heureux, ils terminent la plupart de leurs phrases en disant : Je suis puissant, riche, fortuné, etc.

Ce délire de grandeurs est accompagné, le plus habituellement, d'absurdités et de contradictions. Ainsi, ils sont riches, ont des voitures, des chevaux, et leurs femmes, leurs enfants, font des ouvrages de peu de valeur ; leur ménage est composé d'objets sans prix, ils ne gagnent que 2 ou 3 francs par jour, ils n'ont que 200 ou 300 francs de loyer.

Le sujet de l'observation VIII, qui se disait princesse, prétendait avoir des diamants, des robes de velours, avait un loyer de 300 fr. F..... était riche, possédait 80 milliards de biscuits, et n'avait que 16 francs.

Ce délire ne reste point stationnaire, il suit la marche de la paralysie générale, qui est progressive. Mais, quoique la maladie subisse de nombreuses rémissions dans son cours, quoique certains phénomènes morbides paraissent un peu s'amender ; il reste immuable avec ses incohérences, ses absurdités.

S'il peut passer inaperçu au début de l'affection, il est tellement palpable au moment où elle est définitivement constituée, qu'il est impossible de se méprendre sur son existence et sur son caractère.

La démence, d'abord peu accusée, devient tellement prononcée à une certaine époque, que les malheureux aliénés sont absolument étrangers et indifférents à tout ce qui les entoure, ne se souvenant en rien des actes qu'ils viennent de commettre, oubliant les phases les plus saillantes de leur vie. Leur parole est anonnée, leurs lèvres, leur langue tremblent quand ils émettent une syllabe. Leur langage devient incompréhensible ; leur marche est tellement chancelante qu'ils sont condamnés à l'immobilité, ils sont réduits à la vie animale, n'ont aucune conscience de leur état, pleurent et rient sans motif, mangent avec voracité, s'engraissent, ou bien tombent insensiblement dans le marasme, et malgré l'état grave où ils se trouvent, leur physionomie s'épanouit quand on leur parle de titres, de puissance, de beauté, de richesses, etc.

Les complications multiples (congestions cérébrales, attaques épileptiformes et autres) qui surgissent pendant le cours des diverses variétés de paralysie générale n'ont, pour nous, qu'un intérêt secondaire; leur mode d'évolution est suffisamment connu pour que nous les passions sous silence, et pour que nous abordions immédiatement le diagnostic.

On peut confondre la méningo-encéphalite chronique, s'accompagnant de délire ambitieux, avec :

1° La mégalomanie sans démence ;

2° Avec démence ;

3° La manie ambitieuse.

La première question est, en général, assez facile à résoudre. En effet, a-t-on affaire à un aliéné dont la mémoire est excellente, dont les conceptions imaginaires ayant trait à des richesses factices sont habilement discutées, dont le raisonnement, le jugement, sur tout ce qui est étranger à sa monomanie, est exact, dont la tenue est bonne, affectée même ; si nous ajoutons à cela la conservation complète de l'articulation des sons, des mouvements volontaires, nous affirmerons avec certitude que c'est un mégalomaniaque.

Il n'en sera plus de même si cet homme est arrivé à un certain degré de démence, son délire sera incohérent et ressemblera en tout point à celui des paralytiques généraux expansifs. Sa tenue déguenillée, ses propos insensés, ses actes extravagants, l'affaiblissement de sa mémoire, le rendraient méconnaissable, si on n'avait à son aide les troubles de la motilité. A moins de complications graves et exceptionnelles, ils feront complétement défaut chez lui.

Sa marche ne sera pas trébuchante, ses mains étendues horizontalement ne seront pas animées de mouvements irréguliers ; sa parole ne sera point bégayée ; ses lèvres, sa langue, quand il articulera un son, ne seront point tremblantes.

En somme, le caractère des conceptions délirantes est identique dans les deux cas ; ce sont les lésions seules des organes moteurs qui permettent d'établir le diagnostic.

Dans la manie ambitieuse, le délire ressemble complétement à celui des paralytiques généraux et des mégalomaniaques déments : incohérence, absurdités, contradictions, rien n'y manque. Mais si on vient à interroger un de ces aliénés sur leurs actes passés et récents, on se convaincra aisément de la conservation complète de leur mémoire ; et, malgré les propos extravagants et obscènes qu'ils tiendront, on s'apercevra aisément de l'intégrité de leur pensée, qui est plutôt *exagérée* que diminuée. Au milieu de leur agitation, on ne constatera point d'incertitude, soit dans la marche, soit dans les mouvements des mains. Leur parole sera brève, bien accentuée ; leurs lèvres, leur langue, quand ils parleront, ne seront animés d'aucun frémissement vermiculaire.

Pronostic

Toutes les formes de la paralysie générale sont graves, mais à des degrés différents. La variété ambitieuse l'est beaucoup moins que les autres. Les malheureux qui en sont atteints succombent généralement au bout de trois ou quatre années de souffrances, et après avoir présenté dans leur état morbide de nombreuses rémissions, qui leur permettent quelquefois de dissiper leur fortune quand ils sont mis en liberté.

Plongé dans la stupeur, le mélancolique dément paralytique refuse tout aliment, aussi tombe-t-il bientôt dans l'adynamie ; il maigrit rapidement, des escharres apparaissent au sacrum et il meurt dans peu de temps. Certains autres, dominés par des idées de suicide, cherchent continuellement à mettre à exécution leurs funestes projets, et y parviennent quelquefois.

Le délire hypocondriaque survenant au début de la paralysie générale, détermine en quelques mois la mort du sujet. Persuadé qu'il n'a plus de dents, d'estomac, d'intestins, l'aliéné ne veut point manger, prétend que c'est inutile, et tombe promptement dans le marasme.

Indiquer le traitement du délire ambitieux de la paralysie générale, ce serait instituer la thérapeutique entière de cette maladie, dont ce phénomène psychique n'est qu'un symptôme.

VIII. — M....., âgé de 53 ans, exerçant la profession de couturière, entre en janvier 1867 dans le service de M. le docteur VOISIN, pour y être traitée *de paralysie générale avec délire ambitieux.*

Renseignements de sa fille R.....:

Notre malade a toujours été très-orgueilleuse ; elle était, en outre, méchante à l'égard des siens. Elle a eu quatre enfants, trois sont morts quelques jours après leur naissance, un seul survit et paraît bien portant.

M..... a toujours joui d'une excellente santé jusqu'à il y a environ dix-huit mois, où, à la suite d'une scène violente avec un étranger, et d'un procès qu'elle perdit, elle cessa de dormir, de travailler. La nuit, elle descendait en chemise dans les escaliers, appelant un homme qui l'avait quittée après avoir vécu avec elle pendant vingt ans. Sa fille l'emmena alors dans son logement, mais elle ne put la garder que quinze jours, parce qu'elle l'injuriait et voulait la battre. Au bout de ce temps, elle fut placée à la Salpêtrière.

Etat actuel (juillet 1867). — Elle prétend avoir en sa possession *pour quatre millions de châles ; son mari demeure dans une belle maison, elle a un frère millionnaire. En prononçant ces derniers mots, elle rit à gorge déployée. Elle a des robes de velours, des châteaux, est princesse, a des diamants.*

Avant son admission à l'hospice, elle avait un loyer de 300 francs.

On remarque, pendant qu'elle parle, un tremblement considérable du bord libre des lèvres ; la langue, sortie de la bouche, est frémissante, les mots sont mal articulés.

Sa mémoire est extrêmement affaiblie, son langage incohérent ; il n'est pas difficile de se convaincre que cette femme est tombée dans la démence la plus complète.

Sa démarche est chancelante ; lorsque ses membres supérieurs sont étendus horizontalement, les doigts sont animés de petits mouvements saccadés, irréguliers. Vue très-faible. M..... lit, par cela même, très-difficilement. L'examen ophthalmoscopique pratiqué par M. Galezowski, montre les veines rétiniennes normales, tandis que les artères centrales sont dilatées dans une portion de leur trajet.

A l'auscultation, bruit de souffle râpeux au premier temps et à la base du cœur. Pouls bon. — Alcoolature de digitale, deux grammes.

31 juillet. — Attaque épileptique et mâchonnement.

10 décembre. — Affaiblissement considérable, elle peut à peine se tenir sur ses jambes, sa parole est extrêmement bégayée, elle pleure continuellement, veut aller dans ses maisons pour se soigner. (Alcoolature de digitale, trois gr.)

23 décembre. — Abattement considérable,

elle reste au lit toute la journée. (Alcoolature de digitale, deux grammes.)

13 janvier 1868. — Même état de l'intelligence, les pleurs alternent avec les rires ; œdème des membres inférieurs.

15 janvier. — Toux légère, râles crépitants dans les deux poumons, la digitale est continuée à la même dose.

23 janvier. — L'enflure des membres inférieurs persiste ; escharres au talon gauche.

27 janvier. — Attaque apoplectique. Pouls = 113, respirations 40. Meurt le soir dans le coma.

Autopsie. — Toutes les lésions de la paralysie générale.

IX. — F....., âgée de 33 ans, fleuriste, née à Strasbourg, entra en dernier lieu à la Salpétrière, pour y être traitée de *démence paralytique avec délire ambitieux*, en janvier 1867.

Son père est cordonnier, ivrogne depuis longtemps ; sa mère est bien portante ; elle a eu onze enfants, quatre sont morts en bas âge, un de fièvre cérébrale à deux ans. Les sept autres sont intelligents et sains, sauf notre malade.

F..... a cohabité avec un individu pendant dix années, en a eu huit enfants ; quatre sont morts tout jeunes ; un d'entre eux était difforme, un autre hydropique ; ceux qui vivent sont un peu lymphatiques.

Son amant est mécanicien, paresseux, il forçait sa maîtresse à travailler beaucoup pour nourrir sa famille. Querelleur, méchant, il la maltraitait souvent ; un jour, à la suite d'une blessure qu'il lui fit au bras, elle s'enfuit chez sa mère, où il vint la chercher, la menaçant de sa colère si elle ne le suivait pas.

Dans le courant de juillet 1861, étant enceinte et laissée par son amant dans un dénûment absolu, elle tomba dans la torpeur, le mutisme, et commença à commettre des actes déraisonnables. Arrêtée pour vol à l'étalage, elle fut amenée à la Salpêtrière, où elle accoucha d'une fille.

Peu de temps après, elle sortit de cet hospice, retourna chez sa mère. Son état mental ne s'était point amélioré, elle oubliait de donner à manger à ses enfants, et on ne pouvait la laisser seule, de peur qu'elle ne leur fit du mal ; volait tout ce qu'elle voyait, s'exaltait en public, tenait des propos obscènes.

Etant allée un jour chez son amant, il la fit appréhender par un sergent de ville comme aliénée ; conduite à la Préfecture, elle fut de nouveau envoyée à la Salpêtrière.

Etat actuel (janvier 1867). — Sa mise est sale, ses poches sont remplies de cailloux, de chiffons.

Sa physionomie a l'air satisfait, elle nous dit : *N'est-ce pas que je suis gentille ? Je suis riche, j'ai 16 francs, 80 milliards de biscuits pour toute ma vie.* Elle prend l'externe du service pour son amant, et ajoute : *Nous sommes riches.*

Par moment, elle est excitée et se livre à la violence ; la mémoire lui fait absolument défaut. On ne peut obtenir d'elle aucune réponse satisfaisante, elle parle de sa mère, de ses enfants qu'elle affectionne beaucoup.

La prononciation des mots est très-tremblée ; par moment, la lèvre supérieure est animée d'un léger frémissement fibrillaire, quand elle articule un son ; la langue, tirée hors de la bouche, est tremblotante. Pupilles égales, contractiles.

Sa démarche est peu assurée ; les bras tenus horizontalement, on n'observe point de mouvements irréguliers dans les doigts.

15 avril. — Attaque épileptique dont la durée a été d'un quart d'heure, anéantissement consécutif pendant une heure.

28 juin. — Nouvelle attaque semblable à la précédente.

1er juillet. — Hier soir, elle a perdu connaissance, est tombée à terre, les convulsions étaient prédominantes aux membres supérieurs, Elle est encore plongée dans la stupeur.

1er août. — Attaque d'apoplexie avec hémiplégie incomplète à droite, la sensibilité y est conservée.

6 septembre. — Attaque épileptiforme, laissant après elle une grande agitation.

17 septembre. — Ce matin, elle est très-excitée, bave. (Séton à la nuque.)

23 septembre. — Cris continuels, répète à chaque instant : *Ah ! que je suis gentille !* (Potion, un gramme de teinture de digitale.)

21 octobre. — Même état mental. Gâte.

15 novembre. — Affaiblissement considérable.

13 janvier 1868. — Ne peut se tenir sur ses jambes, parle de millions, de milliards sur un ton monotone. (La digitale est supprimée.)

12 février. — Escharre au talon droit, au sacrum.

24 février. — Elle succombe. Jusqu'à sa mort, elle ne cesse de répéter : *Je suis riche, j'ai des millions, des milliards, une belle voiture.*

Autopsie. — Toutes les lésions de la paralysie générale.

CHAPITRE V

FOLIE AMBITIEUSE DES ALCOOLIQUES

Le délire des grandeurs est exceptionnel chez les buveurs consommés, aussi a-t-il été méconnu pendant longtemps.

Signalé pour la première fois en 1864, par M. A. VOISIN (*De l'état mental dans l'alcoolisme aigu et chronique*), admis plus tard par MARCÉ. Cet état morbide a été rangé par M. BAILLARGER, dans les folies congestives.

Le travail de M. VOISIN, sur ce sujet, est d'autant plus important que, jusqu'alors, on avait cru que l'abus de l'alcool donnait lieu à la lypémanie avec penchant au suicide, au meurtre, mais jamais à des idées orgueilleuses sans accompagnement de paralysie générale.

Nous allons maintenant essayer de donner les caractères principaux de ce délire, en nous appuyant, non point sur notre expérience personnelle, mais sur les observations rapportées dans l'ouvrage que nous venons de citer.

Ce symptôme apparaît généralement chez des alcooliques de longue date, à la suite d'un excès de boisson, quelquefois, au contraire, après la cessation de tout abus de ce genre. Il coïncide avec de l'agitation caractérisée surtout par de l'extravagance dans les actes, par de l'obscénité dans le langage. En somme, cette excitation est tout à fait semblable à celle des paralytiques généraux. Le délire n'est point coordonné, il pèche par le raisonnement. L'aliéné parle de ses richesses, de sa puissance, sans les discuter. Vient-on à mettre en doute l'exactitude de son récit, il ne riposte pas. Sa tenue est misérable, son attitude est loin d'être fière, majestueuse, quoique habituellement il ait l'air satisfait, réjoui. L'abrutissement est, au contraire, tellement prononcé, chez certains buveurs, que leur physionomie est hébétée, leur regard égaré. En voici, du reste, un exemple puisé dans l'excellent ouvrage de M. A. VOISIN :

X. — Le nommé Legrus, 28 ans, marchand de vins, entra à Bicêtre le 22 janvier 1861, (service de M. VOISIN).

Depuis six ans, nombreux excès alcooliques, consistant principalement en vin, peu de liqueurs. Sa femme raconte que, depuis un an au moins, le caractère de son mari s'est complétement modifié ; il est devenu violent, bizarre. Elle l'amène à cause de ses colères et d'actes incohérents qu'il fait, depuis quelques jours, sur la voie publique et dans sa boutique de marchand de vins. Il donne du vin sans se faire payer ; *dit qu'il n'a pas besoin d'argent, parce qu'il est assez riche, et a fait des commandes de vins qui dépassent ses ressources.*

Etat actuel. — Il présente *le type abruti, hébété au plus haut degré;* il tremble de tous ses membres, des lèvres, de la langue, de la tête ; mouvements continuels de bas en haut et de haut en bas de la mâchoire inférieure. Le malade reste dans un coin de la salle, sans bouger. Sa parole est tremblante, comme lorsqu'on grelotte de froid. Incohérence complète des idées; il ne sait où il est, croit être ici depuis vingt mois.

A ma question : Où êtes-vous ici ? Il répond : « A une lieue, je suis Renaud. » Il parle tout seul, et divague complétement.

Dans d'autres moments, il s'inquiète de sa femme, et se demande ce qu'elle doit penser de son absence.

A ma question : Souffrez-vous ? Il répond : Comme ci, comme ça ; je ne suis pas fort sur la boisson, s..... m....., il faut que je retourne chez nous. » Tout cela est articulé sans la moindre expression de physionomie.

Je lui demande si son commerce lui a réussi : « *Je puis avoir du vin tant que je veux; sur ma signature, j'aurai de suite 100,000 francs.*

Il me donne des renseignements vrais sur le nom, l'emplacement de sa rue et sur les monuments avoisinants, mais croit être à Noël (nous sommes à la fin de janvier). Il fait bien tous les mouvements qu'on lui demande, sauf celui d'ouvrir la bouche. Il est impossible de lui faire desserrer les dents. Pupilles égales, normales.

La motilité des membres est normale. Peau froide, pouls de force moyenne, 72 pulsations. (Bains ; deux portions.)

Le 1er février, le malade commence à se promener dans les cours, et présente beaucoup moins d'incohérence. Dans la salle, il s'occupe des autres paralytiques généraux, couchés dans leurs lits, les mouche, borde leurs couvertures, leur propose à boire et leur parle avec affection.

Le 10, le malade va travailler à la terre.

Le 25, l'état est à peu près normal ; plus d'idées de richesse. Legrus reconnaît que ces idées de richesse sont un effet de maladie, et que la cause doit en être le vin. Il demande à retourner auprès de sa femme. Plus de tremblement des mains, des lèvres, ni de la parole.

15 mars. — *Exeat.* Il ne conserve plus, de sa maladie, qu'un peu d'amnésie et d'hébétude dans la physionomie.

Ces malheureux n'ont pas la conscience de leur état, ils sont indifférents à tout ce qui les entoure, à leurs parents, leurs amis. Leur jugement et leur raisonnement font absolument défaut ; aucune attention, aucune réflexion de leur part. Au milieu de cette dégradation des facultés intellectuelles, la mémoire s'affaiblit. Ils racontent néanmoins, avec une certaine exactitude, toutes les phases de leur vie passée. Leur parole est hésitante, leur langue, tirée hors de la bouche, tremble ; léger frémissement vermiculaire dans leurs lèvres quand ils prononcent une syllabe. On remarque, en outre, de petites secousses irrégulières dans leurs mains, quand ils tiennent les bras horizontalement. Leur marche est incertaine.

Ces derniers phénomènes morbides sont dus uniquement à l'intoxication alcoolique, et ne doivent pas être rapportés à une paralysie générale commençante.

Des hallucinations ont été constatées très-nettement par M. A. VOISIN, chez deux malades. Le plus souvent elles sont propres à l'alcoolisme, ainsi le nommé Salives assistait une nuit à un combat d'éléphants et de rhinocéros, dans l'île de Ceylan, et entendait le grognement de ces animaux. Il se voyait dans le paradis de Mahomet, au milieu de femmes à son service. Voici, du reste, son observation :

XI (1). — Salives, employé de commerce, 35 ans, entre le 4 mai 1861, à l'hôpital de Bicêtre, 5e division, 1re section, (service de M. Félix VOISIN).

Père ivrogne et débauché, mort d'apoplexie, au dire du malade. Mère et sœur mortes d'une affection de poitrine (toutes deux avaient eu de grands chagrins de famille).

A eu, en Afrique, les fièvres, des maladies vénériennes, pas de syphylis.

(1) A. VOISIN *(loco citato)*.

Depuis de longues années, nombreux excès d'absinthe (cinq à six verres par jour, et quelquefois absinthe pure). Il en était arrivé, c'est l'expression dont il se sert, à un état d'abrutissement tel, à une perte si complète de la mémoire, que personne ne voulait plus l'occuper, tellement on le considérait comme compromettant.

Depuis deux ans, privé de moyens d'existence, il a cessé de boire de l'absinthe ; c'est depuis cette époque qu'il a commencé à ressentir un malaise général, une sensation pénible à l'épigastre, comparable à un besoin incessant de manger.

Le 3 mai 1861, il y a deux jours, il fut entraîné par ses camarades, et but six verres d'absinthe pure. Il tomba dans l'ivresse. Ramassé sur la voie publique, il fut amené à la préfecture de police. *Là, il se livra à des actes de violence, éprouva des hallucinations, assista à un combat d'éléphants, de rhinocéros, dans les îles de Ceylan, et entendit les grognements de ces animaux. Il sentait et voyait en même temps des serpents grisâtres lui mordre les jambes, et se rappelle où il les frappait pour les chasser.*

Etat actuel. — Il me raconte, avec calme et netteté tout ce qui s'est passé à la préfecture, sans hésitation ni tremblement de la parole et des lèvres.

Pouls régulier, de force moyenne, 68 pulsations.

Pupilles irrégulières, celle de gauche plus

large (à l'œil gauche, strabisme consécutif à une blessure du nez) ; celle de droite presque immobile.

Il porte dans son extérieur un air de satisfaction de soi-même qui s'accompagne d'un air hébété. Il dit être très-riche, possède des palais enchantés, de nombreux serviteurs ; hier, il se voyait dans le paradis de Mahomet, au milieu de femmes à son service. Il parle avec emphase de ses talents.

Il a, à un léger degré, conscience de son état; il a perdu tout sentiment affectif. Mémoire saine.

Aucun phénomène paralytique dans les membres ni dans la langue.

Tremblement des mains. La marche est rendue difficile par une douleur fémoro-tibiale gauche, pour laquelle, il y a quelques jours, on lui a appliqué des ventouses scarifiées.

L'agitation qu'il présentait dans les jours qui ont suivi son entrée, disparaissait le 7 mai.

Pendant un séjour de six mois à Bicêtre, son état ne s'améliore pas. Il conserve un air bien net de satisfaction personnelle, commet des actes de méchanceté, conserve toute sa force musculaire, perd tout sentiment affectif, répète à chaque instant qu'il n'est pas malade, ne sait pas se conduire avec les autres malades, et reste toutes les journées indolent et incapable de se rendre utile.

Il est transféré, le 16 novembre, à l'asile de Fains, où il est encore.

Voici son état actuel, à Fains, d'après les renseignements que vient de me transmettre mon ami le docteur BONNET, médecin-adjoint de l'asile d'aliénés de la Meuse.

Il est insouciant, sans aucune spontanéité, très-satisfait de lui-même et de sa vie passée. Il est très-prétentieux, sans cependant présenter les conceptions délirantes, ambitieuses, multiformes, qui accompagnent la paralysie générale. Les sentiments affectifs ont subi un commencement de destruction.

Salives présente de l'inégalité dans les pupilles et un tremblement du cercle ciliaire. La pupille gauche est plus large (ce signe, observé par BONNET, concorde avec ce que j'ai observé moi-même sur ce malade, à Bicêtre, et peut s'expliquer par l'ancienne blessure du nez). Pas de tremblement de la langue, pas de mouvements fibrillaires du visage ; mais quand il parle, un peu de lenteur dans l'articulation des mots. La démarche est lourde ; le malade est propre.

Sucre dans les urines. Ni anesthésie, ni analgésie. M. BONNET note aussi une teinte violet-bleu de la peau, peu intense.

Tantôt, enfin, les hallucinations ont trait plus spécialement aux conceptions orgueilleuses de ces malades. Debled, dont l'observation va suivre, voyait le monde en porcelaine, il apercevait tout un quartier où les appartements étaient garnis de tapis et les individus couverts de diamants, de parures, il y avait beaucoup de femmes.

XII (1). — Debled, 41 ans, marchand de volailles, entre le 11 janvier 1861, à Bicêtre, service de M. Félix VOISIN.

Habitudes alcooliques invétérées; tous les matins, à jeun, eau-de-vie; dans le courant du jour, eau-de-vie, bière, vin, absinthe; ivresse rare. Inconduite.

Depuis un mois, le manque de ressources avait rendu impossible la satisfaction de sa passion. Sa femme remarqua, depuis lors, une certaine agitation : un désordre dans sa mise, dans ses affaires commerciales, certains actes incohérents, et le délire des paroles et des actes prenant des proportions effrayantes, elle demanda son placement à Bicêtre.

Au moment de son entrée, il présente de l'agitation, des idées de contentement, de la confusion dans l'esprit, des sueurs. On lui donne un bain.

Etat actuel. — Je l'examine le 13 janvier. Décubitus dorsal, sourire hébété, face rouge, lèvres injectées. Agitation extrême (camisole de force). Il me donne des détails assez nets sur sa profession, sur les prix d'achat et de vente; la parole n'est pas nette, et un peu tremblante.

A chaque moment, sourire niais. Ses traits expriment une notable satisfaction, quand il parle de sa profession et de ce qu'il a gagné (il s'est ruiné, je l'apprends par sa femme).

Il parle d'un talisman que lui a envoyé l'élec-

(1) A. VOISIN (*loco citato*).

tricité, et qui lui permet de traverser les murs et de faire toutes ses volontés.

Il voit le monde en porcelaine ; il apercevait, cette nuit, tout un quartier où les appartements étaient garnis de tapis, et les individus couverts de diamants, de parures ; il y avait beaucoup de belles femmes.

Aucune conscience de son état ; il fixe constamment, et quand je lui demande à quoi il pense. Je ne pense à rien, répond-il.

Pupilles de diamètre moyen, immobiles à la lumière. Langue blanche, peu de soif ; appétit. Peau moite. Pouls régulier, plein, 72 pulsations. Pas d'anesthésie ni d'analgésie ; pas de fourmillements ; pas de tremblement des lèvres ; léger tremblement des mains et des bras.

Traitement. — Ventouses scarifiées à la nuque (300 grammes de sang), deux pots de limonade. Diète.

Le 15, une portion.

26 février. — Un peu de mieux. Il dit n'avoir pas été malade. Même satisfaction, même contentement de soi-même.

31 mars. — Le mieux est prononcé. La raison revient, mais il est encore égaré. Il ne peut trouver la porte d'entrée de la salle. Il écrit, de lui-même, à sa femme, une lettre affectueuse.

2 avril. — Il me dit qu'il est malade depuis hier. Marche assurée. Rend avec intelligence des services à la surveillante de la salle. Bonne volonté.

La figure est calme, et prend un caractère réfléchi ; l'air de mécontentement n'existe plus. Un peu de brusquerie dans les actes.

4 mai. — Il promet de ne plus recommencer son même genre de vie, et apprécie très-bien sa position et la nécessité de rester d'accord avec sa femme qu'il avait abandonnée. Va travailler à la terre avec bonne volonté. Pas de brusquerie.

Le 10, guérison complète.

15 juin. — Sortie.

Janvier 1864. — La guérison ne s'est pas démentie.

Nous aurons peu de choses à dire sur la marche et la durée de ce délire qui est entièrement subordonné à l'affection qui lui a donné naissance. Il disparaît avec le retour de l'intelligence, les malades prennent alors un air sérieux, réfléchi, ne commettent plus d'extravagance, apprécient leur position, ne parlent plus de richesses. Chez Debled, la guérison se fit attendre trois années, tandis que chez Legrus, elle fut complète au bout de quatre mois.

Diagnostic

Il présente souvent d'immenses difficultés à à surmonter. En effet, la première, et je dirais volontiers la seule hypothèse qui vienne à l'esprit, lorsqu'on examine un malade autrefois adonné à la boisson, atteint de folie ambitieuse avec excitation maniaque, incohérence, troubles divers de la motilité ; c'est qu'on a affaire à un paralytique général. Cette supposition a d'autant plus de fondement que ces derniers sont fréquemment des alcooliques invétérés. De plus, les conceptions délirantes sont analogues dans les deux cas, elles manquent de coordination, et se trouvent en désaccord avec la tenue des malheureux.

Il faudra donc, surtout, prendre en considération, comme l'écrit M. A. Voisin, la date du début des phénomènes pathologiques, la stupeur, l'hébétude du visage qui, dans certains cas, établissent un contraste frappant avec la béatitude des déments paralytiques. L'absence d'attaques apoplectiques et épileptiformes chez les alcooliques, unies à la marche rétrograde des accidents, suffiront, dans la pluralité des circonstances, pour assurer définitivement le diagnostic.

Pronostic

Dans l'alcoolisme chronique, l'apparition d'idées de grandeurs avec incohérence, agitation, indiquent nettement que les facultés intellectuelles sont affaiblies. Aussi, cette complication doit attirer toute l'attention du médecin, et ne pas être regardé comme un épi-phénomène sans importance. Si, en effet, on laisse le mal se développer, il est probable que, dans peu de temps, les aliénés tomberont dans la démence la plus complète.

Traitement

Il sera dirigé exclusivement contre l'alcoolisme lui-même, dont la cessation amènera la disparition des idées de richesses.

XIII (1). — Liénard, 43 ans, colporteur, entré le 6 décembre 1860, à l'hôpital de Bicêtre, 5e division, 2e section, service de M. MOREAU (de Tours).

Son père existe et est bien portant. Sa mère conserve, depuis une attaque d'apoplexie, de la déviation dans les traits de la face. Il est séparé de sa femme, judiciairement, pour adultère. Il a toujours bégayé. Il y a sept mois, *delirium tremens* traité à Bicêtre.

Depuis longues années, abus de vin, d'eau-de-vie, de bitter et d'absinthe.

Il est amené à Bicêtre, dans un état d'excitation maniaque, et, dès son entrée, il lui est appliqué des ventouses scarifiées à la nuque, et ordonné une potion opiacée et la diète.

Etat le 9 décembre. — Mouvement continuel. Il parle et gesticule. *Sa figure exprime le contentement, la satisfaction de soi-même.* La voix est enrouée ; les mots viennent difficilement (il est bègue de naissance) ; la parole est souvent embrouillée. Au milieu de ses phrases, la parole s'arrête net, et après un moment d'arrêt et un

(1) A. VOISIN *(loco citato).*

mouvement forcé d'insalivation, il reprend la suite de sa phrase interrompue. Quand cette difficulté survient, il met la main à la bouche, il sent, à ce moment, quelque chose lui monter à la gorge ; il y éprouve, ainsi qu'au cou, une sorte de constriction.

Tremblement continuel des lèvres. Il raconte ses affaires personnelles ; il dit qu'il a un associé, mais que c'est lui qui fait le plus important. « J'ai toujours été le premier à table. Je suis tel que j'ai été à vingt ans. Je ne resterai pas longtemps ici, parce que j'ai les moyens de sortir. »

Il parle de richesses, d'argent, ne se trouve pas malade. Il sait le jour, le mois. La plupart de mes demandes sont suivies de réponses justes. Jugement et raisonnement absents ; aucune conscience de son état. Hallucinations de la vue. Pupilles petites, contractiles.

Appétit ; pas de soif. Langue blanchâtre. Tremblement léger des mains et des jambes. Les jambes, pendant la marche, ne sont pas écartées, mais il marche en zigzag. Motilité des mains normale. Pas de fourmillements. Sensibilité et chaleur de la peau, normales. Pouls régulier, de force ordinaire, 72 pulsations. Pas de dyspnée.

Traitement. — Bains, potion calmante ; une portion.

Le 18, plus de tremblement des muscles de

la face. Idées d'orgueil ; physionomie joyeuse. Il reste couché.

5 janvier. — Eruption furonculeuse générale.

11 février. — Rien de nouveau, si ce n'est que le malade s'affaiblit au milieu d'une agitation continuelle. Il est toujours tenu au lit. Aucun tremblement des lèvres ni de la langue.

26. — Tuméfaction, douleur de la cuisse gauche ; on y perçoit de la fluctuation. Le délire est un peu plus tranquille. Il peut très-bien mouvoir ses jambes dans son lit, mais ne peut se tenir debout.

7 mars. — Il est transféré, pour un abcès de la cuisse, dans le service de chirurgie, où M. Broca fait une ponction dans la tumeur ; il en sort un liquide purulent. Il est fait des injections iodées, les jours suivants. Le malade succombe le 25 mars 1861.

Autopsie. — Maigreur considérable.

Foie. — Volume ordinaire, ne dépasse pas les fausses côtes ; deux plaques graisseuses à la surface du lobe droit.

Cerveau. — Après cinquante-quatre heures, et malgré une température très-élevée (30 degrés au-dessus de 0), il conserve une fermeté remarquable comme après une macération dans l'esprit-de-vin. Légère congestion, aucun œdème méningé ; pas de sérosité arachnoïdienne ni ventriculaire. Quelques taches opalines arachnoïdiennes. Cerveau et cervelet normaux à la coupe.

Quelques arborisations vasculaires au plancher antérieur du quatrième ventricule.

Nous avons voulu rapporter cette observation pour montrer combien les lésions trouvées à l'autopsie sont différentes de celles de la paralysie générale.

CHAPITRE VI

DU DÉLIRE DES GRANDEURS
DANS L'ÉPILEPSIE

Ce phénomène psychique, sur lequel on ne saurait trop attirer l'attention des praticiens, est extrêmement rare dans l'épilepsie, ne s'accompagnant point de démence paralytique. Aussi, son existence a-t-elle été longtemps méconnue, et c'est à peine si elle a été mentionnée dans quelques traités spéciaux. Les auteurs classiques sont, pour la plupart, muets sur ce point.

ESQUIROL (*Traité des maladies mentales ;* article folie épileptique) semble ignorer, d'une manière absolue, cette complication. M. DELASIAUVE (*Traité de l'épilepsie,* 1854) ne la signale pas. Il en est de même de MARCÉ, qui ne sépare point le délire ambitieux, que j'appellerai simple, se développant quelquefois dans le cours de l'épilepsie de celui beaucoup moins commun accompagnant la paralysie générale consécutive à cette névrose.

Nous avons été forcé de recourir aux mémoires originaux, où nous avons puisé certains renseignements précieux , mais malheureusement insuffisants.

L'ouvrage de M. FALRET, sur l'état mental des

épileptiques, inséré dans les archives de médecine de 1860, 61, 62, nous a été d'un grand secours, bien que seulement quelques lignes soient consacrées à l'étude de ce sujet. Voici comment il s'exprime page 667 : « Dans certaines formes d'agitation immédiatement consécutives à l'accès épileptique, les malades sont dominés par des *idées empreintes de satisfaction*, alternant avec des conceptions de nature triste et des hallucinations terrifiantes de la vue. » Plus loin, page 669 : « Dans l'intervalle de leurs attaques, ils ont un sentiment intérieur de bien-être et de satisfaction qui les porte *à nourrir de vastes projets, à concevoir les espérances les plus irréalisables dans leur triste position.*

Il résulte, de cette description, que des idées d'orgueil, d'ambition, peuvent naître chez des malheureux aliénés épileptiques, habituellement obsédés par des hallucinations pénibles, dont le caractère est, en général, sombre ; que, chez les uns, ce phénomène est *passager,* tandis que, chez d'autres, il est *permanent.* Quoique, dans les deux cas que nous venons de préciser, la thérapeutique soit nulle, cette distinction n'en est pas moins utile au point de vue du pronostic de la maladie.

Délire orgueilleux transitoire

Les causes de ce phénomène morbide sont extrêmement obscures, et j'ajouterai volontiers qu'elles n'ont pas encore été déterminées par les observateurs. Néanmoins, il semble résulter, des faits que nous avons recueillis, que les idées ambitieuses passagères se montrent de préférence chez les épileptiques de longue date dont les attaques sont, je ne dirai pas fréquentes, mais fortes.

Le nommé P..... (obs. XIV) était atteint de cette névrose depuis dix ans. M..... (obs. XV) depuis longtemps. Elles paraissent, en somme, coïncider avec l'ébranlement violent, répété, du système nerveux.

Caractères généraux et distinctifs du délire

Il apparaît, d'ordinaire, à l'époque où éclate l'agitation qui succède à la période de stupeur, chez certains épileptiques invétérés. Il donne alors à cette excitation maniaque une physionomie toute particulière ; les malades parlent constamment de leurs richesses, de leurs trésors. P..... possédait des voitures, avait des châteaux, M..... des chariots d'or.

La plus grande incohérence existe dans leur langage, leurs propos manquent de suite ; quelquefois, les idées d'ambition n'ont lieu qu'à la fin de l'agitation, subsistent pendant plusieurs jours, et disparaissent. Nous devons, malgré cela, les considérer comme faisant partie intégrante de la période maniaque, par le seul motif que, s'étant développées pendant son cours, elles ont évidemment pour origine la congestion vive, mais passagère, de l'encéphale. Sous l'influence de cette perturbation cérébrale incessante, il est rare que les facultés intellectuelles ne subissent aucune dégradation ; généralement, elles diminuent de vigueur : les idées deviennent incoordonnées, la pensée mobile, fugace ; le raisonnement s'amoindrit.

La marche de ces conceptions erronées est entièrement subordonnée à la fréquence et à la durée de l'agitation maniaque. Si les malades ont souvent des accès suivis d'une longue période d'excitation, les idées ambitieuses seront, pour ainsi dire, continues ; dans le cas contraire, on ne les apercevra qu'à de rares intervalles.

Dans certaines circonstances, sans qu'on ait remarqué un amendement notable dans l'agitation consécutive aux accès, ces idées sont remplacées par d'autres absolument incohérentes, sans caractère spécial, et si on vient à interroger ces aliénés sur leurs richesses précédentes, pendant qu'ils sont calmes, ils se rappellent à merveille avoir tenu, à une certaine époque, des propos relatifs à ce sujet ; mais, ils s'en moquent, disent qu'à ce moment ils étaient fous. (Voyez M....., XV.)

Prétendre que ces conceptions délirantes ne peuvent s'emparer de l'individu, l'absorber, le dominer même pendant qu'il est calme, telle n'est point notre opinion ; nous croyons, au contraire, qu'à la longue, et surtout lorsque les accès augmentent de nombre et d'intensité, que le délire s'accentue de plus en plus; nous croyons, dis-je, qu'elles peuvent, en se perpétuant, passer à l'état d'idées à peu près fixes.

XIV. — P..... entre le 11 février 1867 dans le service de M. le docteur J. Falret, à Bicêtre, section des épileptiques.

Ce malade est âgé de 76 ans ; d'après sa fille, il serait épileptique depuis dix années. Ce sont tous les renseignements qu'on a pu recueillir sur le compte de cet homme.

D'une intelligence faible, il a, tous les mois, deux attaques très-fortes, laissant après elles du délire pendant deux et trois jours. Il refuse de manger, *parle beaucoup, surtout la nuit, se vante de sa fortune, prétend posséder beaucoup de voitures, avoir des châteaux ; toute sa famille est riche.*

Une fois l'agitation terminée, il cesse de parler de sa fortune ; sa parole n'a jamais été embarrassée ; sa marche, quoique affaiblie, n'est point chancelante, il descend facilement deux étages. Ses mains tremblent un peu. Ses pupilles sont égales et de grandeur normale.

Ce malade est transféré en province le 29 octobre 1868.

XV. — M..... entre le 4 mars 1867 dans le le service de M. Jules Falret, à Bicêtre.

Il est âgé de 37 ans, épileptique depuis longtemps. On n'a sur lui aucun renseignement certain.

Ses attaques sont violentes, se produisant deux à trois fois par mois.

19 avril 1867. — A la suite d'un accès, il est pris d'un délire considérable ; on est obligé de le maintenir dans son lit ; cet état dure cinq jours.

26 avril. — A la visite du matin, il est calme, demande à manger, répond aux questions qu'on lui adresse. Il dit être né en Auvergne, *avoir voyagé, gagné beaucoup d'argent. Il prétend avoir des voitures d'or qu'on lui a données, et qu'il a achetées.*

30 avril. — Accès, point d'agitation consécutive, il parle de ses voitures d'or.

3 mai. — Le malade est mieux, il est levé, son intelligence est très-affaiblie. Il persiste à soutenir que ses voitures d'or sont dans le voisinage, sans pouvoir motiver son opinion d'une manière quelconque. Ces idées persistent quelques jours.

11 août 1868. — A la suite d'attaques réitérées, le malade est agité pendant trois jours. Aucune idée de grandeurs, de richesses ; érotisme, croit être avec sa femme.

3 décembre 1868. — Santé physique bonne, son intelligence est très-faible ; il ne peut soutenir une conversation. Il n'a aucune idée de grandeurs, se moque de ses chariots d'or d'autrefois,

dit qu'il était fou au moment où il parlait ainsi. L'érotisme persiste. Point de tremblement de la langue. ni des mains. La prononciation des mots n'est point embarrassée, la pupille gauche est constamment plus dilatée que l'autre.

Il travaille un peu dans le service.

Délire orgueilleux permanent

La séparation que nous avons établie, en commençant l'histoire du délire d'orgueil chez les épileptiques, nous paraît d'autant plus fondée que certains d'entre eux présentent des conceptions fausses à peu près passagères, inhérentes à l'accès lui-même ou à l'agitation consécutive, et disparaissent une fois le calme effectué. Chez d'autres, au contraire, les troubles psychiques sont permanents, se dévoilent avec les caractères des idées ambitieuses propres à certaines formes de folie paralytique.

Nous ajouterons que cette dernière variété, absolument différente par l'ensemble symptômatique de la méningo-encéphalite diffuse, ne l'est pas moins au point de vue anatomique. On n'aura qu'à consulter l'observation du nommé B..... (obs. XVI), mort dans le service de M. J. Falret, à Bicêtre, et dont l'autopsie a été faite par ce praticien. Les méninges, nullement épaissies, n'adhéraient point à la substance corticale sous jacente, les crêtes frontales de Baillarger n'existaient pas.

Caractères généraux du délire

Ce n'est point au début de cette névrose qu'il éclate, c'est, en général, lorsqu'elle a plusieurs années d'existence, à l'époque, enfin, où les accès successifs ont déterminé une violente perturbation des facultés intellectuelles. Il me semble rationnel d'admettre que ces conceptions erronées ont commencé par être tout à fait transitoires, ne se montrant qu'à la suite des attaques, durant quelques jours, puis, peu à peu, augmentant de fréquence, et finissant par devenir constantes.

Ces idées de grandeurs diffèrent de celles que nous venons d'étudier, en ce qu'elles ont lieu en dehors de l'agitation consécutive aux accès, c'est-à-dire pendant la période de calme et de lucidité du malade.

Le nommé B..... (service de M. J. Falret), forgeron de son état, prétend gagner 50 francs par jour ; la grille des Tuileries et celle de Bicêtre ont été construites par lui, et pour convaincre les mécréants, il se livre, sur eux, à des actes de violence.

Le nommé D..... (obs. XVII), autrefois postillon de l'empereur, aurait reçu, du général Fleury, une somme de 10,000 francs et une malle remplie d'or ; si on n'ajoute pas foi à son récit, il ne s'emporte en aucune façon.

Un jeune épileptique de la clientèle de M. A. Voisin s'imagine que, lorsqu'il joue du piano, les autres locataires de la maison se mettent à la fenêtre pour l'écouter.

Le caractère de ces malheureux aliénés n'est pas toujours facile, cette particularité tient plutôt à l'épilepsie qu'au délire orgueilleux lui-même. Leur intelligence est, en général, sensiblement affaiblie, ils répondent lentement aux questions adressées, ressemblant à des personnes attentives et réfléchies, leur jugement est cependant exact sur un certain nombre de sujets ; sans être nulle, leur mémoire est diminuée.

Dans un cas que nous rapportons, on a noté des illusions assez curieuses, ayant trait au délire lui-même ; c'est ainsi qu'un jour, le nommé D..... disait à l'interne du service : « Les habits que vous portez m'appartiennent. »

La physionomie de ces individus est plutôt hébétée que réjouie, leur tenue est satisfaisante, leur attitude sans fierté, ils expriment fréquemment le désir de quitter l'asile : tel est l'ensemble des signes physiques, moraux et intellectuels qu'ils nous offrent.

Diagnostic

Les idées ambitieuses coïncidant avec l'agitation consécutive à certains accès épileptiques, sont en général faciles à reconnaître, il suffit d'un peu d'attention pour que toute méprise soit impossible. Il n'en est pas de même lorsque de semblables phénomènes se produisent en dehors des accès, qu'ils persistent, se développent, et obsèdent le malade. Dans ce cas, il est presque impossible, peu après leur apparition, d'affirmer si on n'a point affaire à une paralysie générale commençante. Ce n'est que plus tard qu'il sera donné au médecin d'établir le diagnostic. Pour cela, l'examen des organes locomoteurs, la marche du processus morbide seront d'un puissant secours.

Si la langue tirée hors de la bouche ne tremble pas, si la parole est nette, non bégayée, si les pupilles sont égales, la démarche assurée, on rejettera l'hypothèse de la démence paralytique. D'un autre côté, la persistance du délire orgueilleux pendant de longues années sans abolition complète de l'intelligence, de la volonté, du mouvement, unis à l'absence d'attaques apoplectiques, indiqueront suffisamment qu'on n'a point affaire à une méningo-encéphalite diffuse.

Pronostic

Ces deux formes de folies ambitieuses chez les épileptiques, doivent être prises en sérieuse considération. Passagères, ces conceptions délirantes sont essentiellement subordonnées à l'agitation maniaque consécutive aux attaques ; d'une durée peu considérable, elles se fixent assez difficilement, et si les accès diminuent d'intensité et de fréquence, elles peuvent disparaître ou bien être remplacées par de nouvelles idées fausses, comme dans l'observation précédente. Permanentes, elles se révèlent à chaque propos du malade, en dehors de ses attaques, pendant qu'il est calme, accompagnés généralement d'affaiblissement intellectuel notable, il est à craindre que, dans un avenir plus ou moins éloigné, le sujet ne tombe dans la démence la plus complète.

XVI. — B....., 53 ans (service de M. J. Falret, à Bicêtre), est épileptique depuis environ seize années.

D'après sa femme, il aurait des idées de richesses depuis dix ans. Dans l'asile, il répète constamment *qu'il a fait la grille des Tuileries, celle de Bicêtre ; il gagne beaucoup d'argent, 50 francs par jour*. Si on n'ajoute pas foi à son récit, il frappe volontiers. Il demande à chaque instant sa sortie, pour travailler, pour nourrir sa famille.

Fréquemment, à la suite de vertiges délirants, il est agité. C'est alors que surgissent des hallucinations de la vue et de l'ouïe. Il voit des assassins qui veulent le tuer, entend sa fille qui crie. D'une force peu commune, il se livre à la violence envers ceux qui l'entourent.

Quoique d'une intelligence très-faible, il n'est point dans une démence complète. Sa parole n'est point bégayée, les lèvres ne sont pas frémissantes quand il articule un son ; la langue, tirée hors de la bouche, n'est point animée de frémissements irréguliers ; pupilles égales, contractiles.

Marche assurée ; point de tremblements dans

les doigts. Le 17 novembre 1868, à la suite d'un délire de vingt-quatre heures, il succombe.

Autopsie. — Poumons, cœur, intestins normaux.

Les os du crâne sont durs, épais.

Cerveau, 1,050 grammes.

Hémisphère droit, 720 gr.

Hémisphère gauche, 740 gr.

Cervelet protubérance bulbe, 190 gr.

Les méninges sont injectées, non adhérentes à la substance corticale sous jacente, point d'épaississement de ces membranes.

Les circonvolutions sont très-belles, la substance blanche coupée par tranche se déchire difficilement, elle a la consistance du caoutchouc. Au moyen du râclage, on ne parvient pas à trouver les crêtes frontales de BAILLARGER.

La protubérance est asymétrique, une portion est sensiblement atrophiée.

XVII. — D..... (Nicolas), 25 ans, né à Meudon, entra le 11 février 1858 dans le service de M. Jules FALRET, à Bicêtre, section des épileptiques.

Son père est mort depuis longtemps, on ignore de quelle maladie. A l'âge de treize ans, il fut attaché aux écuries de l'empereur. Dans le courant de l'année 1856, aux Champs-Elysées, il eut peur d'un cheval qu'il conduisait lui-même ; renversé à terre, il resta une demi-heure évanoui.

Le lendemain de cette chûte, il eut une attaque d'épilepsie qui se renouvela les jours suivants.

Le général Fleury le fit alors entrer à l'hospice Dubois. Sa santé ne s'étant point améliorée, il fut placé à Bicêtre en 1858.

Les faits que nous venons de citer ont été racontés par lui-même, mais on voit facilement que ses souvenirs sont confus, ses réponses embarrassées.

Lorsque ses attaques sont sur le point d'éclater, il part comme une flèche, court autour de la salle, et quand on l'arrête, il tombe. Leur durée ne dépasse pas dix minutes. Il est fréquemment agité à la suite de ses accès, on est même obligé de lui mettre la camisole.

Sa tenue est bonne, il a essayé plusieurs fois de travailler dans les ateliers, mais on n'a pu l'y garder, il faisait peur aux ouvriers, lorsque survenaient ses attaques; son caractère est mauvais, il se dispute souvent quand il joue aux cartes.

Il s'entretient fréquemment avec les autres malades de ses richesses. *Le général Fleury lui a donné 10,000 francs et une malle remplie d'or;* si on lui demande l'origine, il prétend qu'il l'a acquise au moyen de ses économies, alors qu'il était au service de l'empereur, son salaire étant de 50 francs par mois. Un jour, il arrêta l'interne du service, examina ses habits, et lui dit qu'ils lui appartenaient.

Son intelligence, quoique très-affaiblie, n'est point anéantie, il sait lire et écrire, compter. La mémoire lui fait défaut en plusieurs points ;

néanmoins, il se rappelle être dans le mois de décembre de l'année 1868.

Sa parole n'est point hésitante, la langue sortie hors de la bouche n'est point tremblante. Point de frémissement des lèvres quand il prononce un mot. Pupilles égales, contractiles, vue bonne.

Sa marche n'est point chancelante, ses bras sont vigoureux ; point de mouvements saccadés dans les doigts lorsque les membres inférieurs sont tenus horizontalement.

Les quatre observations précédentes m'ont été communiquées par mon ami M. Roques, attaché comme interne dans le service de M. J. Fabret (1).

(1) Ce travail a été fait en 1868, à la Salpêtrière, pendant mon internat chez M. Voisin. C'est à cet excellent maître que je dois la plupart et les meilleures de mes observations, qu'il me permette de l'en remercier sincèrement.

VICHY. — IMPRIMERIE C. BOUGAREL. — (881)

VICHY. — TYPOGRAPHIE ET LITHOGRAPHIE C. BOUGAREL
Rue Lucas, ancienne Intendance

www.ingramcontent.com/pod-product-compliance
Ingram Content Group UK Ltd.
Pitfield, Milton Keynes, MK11 3LW, UK
UKHW020323250726
13967UKWH00004B/1822